ERGEBNISSE DER INNEREN MEDIZIN UND KINDERHEILKUNDE

HERAUSGEGEBEN VON

F. KRAUS, O. MINKOWSKI, FR. MÜLLER, H. SAHLI, A. CZERNY, O. HEUBNER

REDIGIERT VON

TH. BRUGSCH, L. LANGSTEIN, ERICH MEYER, A. SCHITTENHELM
BERLIN   BERLIN   STRASSBURG   KÖNIGSBERG

Sonderabdruck aus Band XIII.

A. Ritter v. Reuss:
Die verschiedenen Melaenaformen im Säuglingsalter.

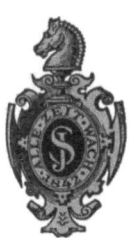

Springer-Verlag Berlin Heidelberg GmbH 1914

ISBN 978-3-662-37729-1　　ISBN 978-3-662-38546-3 (eBook)
DOI 10.1007/978-3-662-38546-3

Ergebnisse der inneren Medizin und Kinderheilkunde.

Inhalt des XIII. Bandes.

IV u. 712 S. gr. 8°. Preis M. 24,—; in Halbleder gebunden M. 26,60.

Über die Bildung der Harn- und Gallensteine. Von Professor Dr. L. Lichtwitz. (Mit 18 Abbildungen im Text und auf 8 Tafeln.)
Fettleibigkeit und Entfettungskuren. Von Geheimrat Professor Dr. M. Matthes.
Die entzündlichen Pleuraergüsse im Alter. Von Professor Dr. Hermann Schlesinger.
Die interne Therapie des Ulcus ventriculi. Von Privatdozent Dr. Walter Zweig.
Über einige zur Zeit besonders „aktuelle" Streitfragen aus dem Gebiete der Cholelithiasis. Von Geheimem Sanitätsrat Professor Dr. Hans Kehr.
Die Beeinflussung der Darmmotilität durch Abführ- und Stopfmittel. Von Dr. S. Lang.
Zur Frage der Entstehung diphtherischer Zirkulationsstörungen. Von Dr. W. Siebert. (Mit 3 Abbildungen.)
Über Infektion und Immunität beim Neugeborenen. Von Dr. Franz v. Groër und Dr. Karl Kassowitz.
Der bösartige Symptomenkomplex beim Scharlach. Von Professor Dr. V. Hutinel. (Mit 7 Abbildungen.)
Die Prognose und Therapie der Lues congenita. Von Dr. Ernst Welde.
Katheterismus des Duodenums bei Säuglingen. Von Dr. Alfred F. Hess. (Mit 8 Abbildungen.)
Die verschiedenen Melaenaformen im Säuglingsalter. Von Dr. A. Ritter v. Reuss.
Rachitis tarda. Von Prof. Dr. Emil Wieland.
Autoren-, Sach- und Generalregister.

Inhalt des XII. Bandes.

IV u. 990 S. gr. 8°. Preis M. 34,—; in Halbleder geb. M. 36,60.

Opsonine und Vaccination. Von Privatdozent Dr. A. Böhme. (Mit 26 Abbildungen.)
Diagnose und Prognose der angeborenen Herzfehler. Von Dr. M. Abelmann.
Das Problem der Übertragung der angeborenen Syphilis. Von Professor Dr. Hans Rietschel.
Über interlobäre Pleuritis. Von Privatdozent Dr. Hans Dietlen. (Mit 20 Abbildungen im Text und 2 Tafeln.)
Pathogenese und Klassifikation der milchartigen Ergüsse. Von Dr. S. Gandin.
Über Relaxatio diaphragmatica (Eventratio diaphragmatica). Von Dr. Johannes Bergmann.
Ergebnisse und Richtlinien der Epilepsietherapie, insbesondere d. Brombehandlung in Verbindung mit salzarmer Kost. Von Dr. A. Ulrich.
Die Beziehungen der Menstruation zu allgemeinen und organischen Erkrankungen. Von Prof. Dr. G. Schickele. (Mit 23 Abbildg.)
Über pathologischen Blutzerfall. Von Privatdozent Dr. W. Meyerstein.
Wesen und Gang der tuberkulösen Infektion bei Entstehung der menschlichen Lungenphthise. Von Privatdozent Dr. A. Bacmeister.
Der Harn des Säuglings. Von Dr. Ernst Mayerhofer.
Das Erythema nodosum. Von Oberarzt Dr. C. Hegler. (Mit 8 Abbildungen im Text und einer Tafel.)
Die Pathologie der Blutgerinnung und ihre klinische Bedeutung. Von Privatdozent Dr. Herm. Küster.
Die Lehre vom Urobilin. Von Privatdozent Dr. Friedr. Meyer-Betz.
Die Albuminurie. Von Privatdozent Dr. Ludwig Jehle. (Mit 32 Abbildungen im Text und einer Tafel.)
Über Ernährungskuren bei Unterernährungszuständen und die Lenhartzsche Ernährungskur. Von Oberarzt Dr. K. Kissling. (Mit 17 Abbildungen.)
Autoren-, Sach- und Generalregister.

Inhalt des XI. Bandes.

IV u. 847 S. gr. 8°. Preis M. 32,—; in Halbleder gebunden M. 34,60.

Die Entstehung des Gallensteinleidens. Von Privatdozent Dr. A. Bacmeister. (Mit 4 Abbildungen und 1 Tafel.)
Der respiratorische Gaswechsel im Säuglingsalter. Von Dr. Albert Niemann.
Das Höhenklima als therapeutischer Faktor. Von Privatdozent Dr. Carl Stäubli.
Organische und anorganische Phosphate im Stoffwechsel. Von Dr. Paul Grosser.
Ergebnisse und Probleme der Typhusforschung. Von Stabsarzt Dr. W. Fornet. (Mit 4 Abbildungen.)
Die anatomischen und röntgenologischen Grundlagen für die Diagnostik der Bronchialdrüsentuberkulose beim Kinde. Von Prof. Dr. St. Engel. (Mit 26 Abbildungen und 5 Tafeln.)
Einige neuere Anschauungen über Blutregeneration. Von Prof. Dr. P. Morawitz.
Der Mechanismus der Herzaktion im Kindesalter, seine Physiologie und Pathologie. Von Dr. Adolf F. Hecht. (Mit 2 Abbildungen und 110 Kurven auf Tafeln.)
Symptomatologie und Therapie des Coma diabeticum. Von Privatdozent Dr. L. Blum.
Einrichtungen zur Verhütung der Übertragungen von Infektionskrankheiten in Kinderspitälern und ihre Beurteilung nach den bisher vorliegenden experimentellen Untersuchungen. Von Stabsarzt Dr. Otto Hornemann und Dr. Anna Müller.
Die Pathogenese der Lichtentzündung der Haut. Von Prof. Dr. A. Jesionek.
Die Nebenschilddrüsen. Von Prof. Dr. W. G. Mac Callum.
Das Empyem im Säuglingsalter. Von Dr. Fritz Zybell. (Mit 1 Abbildung.)
Symptomatologie und Pathogenese der Schwindelzustände. Von Professor Dr. M. Rosenfeld.
Über Wachstum. C. Dritter Teil: Das Längenwachstum des Menschen und die Gliederung des menschlichen Körpers. Von Privatdozent Dr. Hans Friedenthal. (Mit 21 Abb.)
Dauerträger und Dauerträgerbehandlung bei Diphtherie. Von Prof. Dr. W. Weichardt und Martin Pape.
Autoren-, Sach- und Genralregister.

Inhalt der früheren Bände siehe 3. und 4. Umschlagseite.

XII. Die verschiedenen Melaenaformen im Säuglingsalter.

Von

A. v. Reuss-Wien.

Inhaltsübersicht.
Seite
Literatur 574
Einleitung 580
Die Melaena neonatorum 581
    A. Die Ursachen der Blutungen im Verdauungstrakt 581
    B. Die klinischen Erscheinungsformen der Melaena neonatorum 598
        1. Die Frühformen 599
            a) Die benignen Frühformen 600
            b) Die hämophile Frühform 602
        2. Die Spätformen 605
        3. Die sog. Melaena neonatorum spuria 607
Melaenaähnliche Erkrankungen des späteren Säuglingsalters 608
Therapie 610

Literatur.

Anders, Über Melaena neonatorum. Diss. Greifswald 1885. Zit. nach Shukowski.
Baginsky, Lehrbuch der Kinderkrankheiten. Leipzig 1902.
Bähreke, Diss. Leipzig 1896. Zit. nach Vassmer.
Baisch, Melaena neonatorum in v. Winckels Handb. d. Geburtsh. 3. 3. Teil. S. 254. Wiesbaden 1907.
Baldassari, Über einen Fall von Melaena neonatorum. Gynäk. Rundschau. 5. 1911. S. 682.
Bar, zit. nach Baisch (Orlowski).
Bauer, Diss. Kiel 1903. Zit. nach Vassmer.
— Fr., Zur Ätiologie der Melaena neonatorum. Münchner med. Wochenschr. 1904. S. 1207.
Bechthold, Ein Fall von chronischem, perforierendem Magengeschwür im Kindesalter. Jahrb. f. Kinderheilk. 60. 1904. S. 347.
Bender, Melaena neonatorum. Diss. Freiburg i. B. 1907.
Beneke, Über die hämorrhagischen Erosionen des Magens. Verhandl. d. Deutsch. path. Gesellsch. Kiel 1908.
Berger, C., Über Magenerosionen. Münchner med. Wochenschr. 1907. S. 1116.
Bernheim, B., An emergency cannula. Transfusion in a thirty-six hours old baby suffering from melaena neonatorum. — Journ. of Amer. Med. Assoc. 58. 1912. S. 1007.
Bigelow, Serum Treatment of Hemorrhagic disease of the new-born. Ebenda. 1910 II. S. 400.
Billard, C., Traité des maladies des enfants. Paris 1828. Zit. nach Lövegren.

Binz, Perforierendes Magengeschwür bei Neugeborenen. Berliner klin. Wochenschr. 1865. S. 148.

Blühdorn, Die Therapie sogenannter unstillbarer Blutungen im Säuglingsalter. Berliner klin. Wochenschr. 1913. S. 14.

de Bra, Die Melaena neonatorum und ihre erfolgreiche Bekämpfung durch subcutane Gelatineinjektionen. Diss. Berlin 1910. Ref. Arch. f. Kinderheilk. 56. S. 438.

Champetier de Ribes et Senlecq, Traitement par l'adrénaline des hémorrhagies intestinales du nouveau-né. Ann. de Gyn. et d'Obst. 1907. S. 670.

v. Chrzanowski, Zwei Fälle von Melaena neonatorum. Arch. f. Kinderheilk. 21. 1897. S. 321.

Covernton, Melaena. The Canadia Med. Assoc. Journ. 2. 1912. S. 131.

Czerny und Keller, Des Kindes Ernährung, Ernährungsstörungen und Ernährungstherapie. 2. Leipzig und Wien 1909.

v. Czyhlarz, Über parenchymatöse Magen- und Darmblutungen. Arch. f. Verdauungskrankh. 18. 1912. S. 85.

Davis, E. P., Visceral hemorrhagic in the new-born. Internat. clin. 2. 1913. S. 139. Ref. Zeitschr. f. Kinderheilk. Ref. 6. 469.

Dieulafoy, Semaine méd. 1900. Zit. nach Berger.

Dietel, Demonstration der Organe eines Kindes mit Melaena neonatorum. Ges. f. Gebh., Leipzig. Ref. Zentralbl. f. Gynäk. 1896. S. 1144.

Dingwall, Gastrointestinal hemorrhage in a newborn infant. Brit. Med. Journ. 1912. Nr. 2674. S. 725.

Döllner, Zur Therapie der Melaena. Münchner med. Wochenschr. 1902. S. 875.

v. Dungern, Fall von hämorrrhagischer Sepsis bei Neugeborenen. Zentralbl. f. Bakteriol. 15. S. 541.

Dunlop, Melaena neonatorum. Brit. Med. Journ. 1912. Nr. 2668. S. 362.

Dusser, Thèse de Paris 1889. Zit. nach Holt.

Ebstein, W., Experimentelle Untersuchungen über das Zustandekommen von Blutextravasaten in der Magenschleimhaut. Arch. f. exper. Path. 2. 1874. S. 183.

Engelmann, Über die Gelatinebehandlung der Melaena neonatorum. Deutsche med. Wochenschr. 1910. S. 1133.

Epstein, Zur Ätiologie der Blutungen im frühesten Kindesalter. Österr. Jahrb. f. Paed. 7. 1876. S. 119.

Esser, Enteritis syphilitica unter dem Bild der Melaena neonatorum. Arch. f. Kinderheilk. 32. 1901. S. 177.

Fabre et Rhenter, Ulcération duodénale dans un cas de melaena du nouveau-né. Bull. de la Soc. d'obst. de Paris. 14. 1911. S. 489.

Fairplay, V. M. R., Spontaneous hemorrhage of the newborn with recovery. Journ. of Amer. Med. Assoc. 59. 1912. S. 1539.

Finkelstein, Lehrbuch der Säuglingskrankheiten. Berlin 1905 bis 1912.

Fischer, J., Beitrag zur Melaena neonatorum. Wiener med. Presse 1904. Nr. 52.

Fischl, Lokale Erkrankung des Magens und Darms im frühen Kindesalter. Pfaundler-Schlossmanns Handb. d. Kinderheilk. 3. 2. Aufl. Leipzig 1910.

v. Franqué, Über tödliche Affektionen der Magen- und Darmschleimhaut, nebst Bemerkungen zur Melaena neonatorum. Beitr. z. Geb. u. Gynäk. 10. 1907. S. 187.

Franz, R., Serumtherapie der Melaena neonatorum. Münchner med. Wochenschr. 1912. S. 2905.

Frazier, Direct Transfusion of blood in acute hemorrhagic disease. Journ. of Amer. Med. Assoc. 58. 1912 I. S. 478.

Freund, W., Über Pylorusstenose im Säuglingsalter. Mitt. a. d. Grenzgeb. d. Med. u. Chir. 11. 1903. S. 326.

Fuhrmann, E., Beiträge zur Gelatinebehandlung bei Melaena. Münchner med. Wochenschr. 1902. S. 1459.

Gärtner, J., Identischer Bakterienbefund bei zwei Melänafällen Neugeborener. Arch. f. Gynäk. 45. 1894. S. 272.

Gendrin, zit. nach Lövegren.
Genrich, Über die Melaena neonatorum. Diss. 1877. Zit. nach Lövegren.
Green and Swift, Hämorrh. Erkrankungen der Neugeborenen. Boston Med. and Surg. 1. 1911. S. 454. Ref. Jahrb. f. Kinderheilk. 74. 345.
Grüneberg, Zur Behandlung der hämorrhagischen Diathese Neugeborener. Münchner med. Wochenschr. 1908. S. 1079.
Gundermann, W., Über experimentelle Erzeugung von Magen- und Duodenalgeschwüren. Beitr. z. klin. Chir. 90. 1914. S. 1.
Gutmann, Zur Behandlung der Melaena neonatorum. Therap. Monatsh. 1899. Nr. 10.
Guttmann, Les lavements de gélatine dans le mélaena de nouveau-né. Presse méd. belge. 1900.
Hagemann, R., Beiträge zur Entstehung der sog. Stigmata haemorrhagica ventriculi. Diss. Freiburg 1909. Zit. nach Zadek.
Halban, Die innere Sekretion von Ovarium und Placenta usw. Arch. f. Gynäk. 75. 1905. S. 353.
Hecker, Hämorrh. Erkrankungen in Pfaundler-Schloßmanns Handb. d. Kinderheilk. 2.
Hecker und Buhl, Klinik der Geburtskunde. Leipzig 1864.
Helmholtz, H. F., Über Duodenalgeschwüre bei der Pädatrophie. Deutsche med. Wochenschr. 1909. S. 534.
Henoch, Vorlesungen über Kinderkrankheiten. 11. Aufl. Berlin 1903.
Hermary, Diss. Paris 1896. Zit. nach Vassmer.
Herrgott, Beiträge zur Ätiologie der gastro-intestinalen Hämorrhagien bei Neugeborenen. Zentralbl. f. Gynäk. 19. 1895. S. 975.
Heyn, Therapie der Meläna. Monatsschr. f. Geb. u. Gynäk. 18. 1903. S. 339.
Hirota, T., Über einen Fall von Meläna. Ref. Zeitschr. f. Kinderheilk. Ref. 2. 1911. S. 710.
Hochsinger, Zur Kenntnis des nasalen Ursprungs der Melaena neonatorum. Wiener med. Presse 1897. S. 556.
Hodges, Haematemesis in a new-born infant. Lancet 1889. II. S. 1229 und 1890. I. S. 1437.
Holt, Emmet, Diseases of Infancy and Childhood. 5. Ed. New-York u. London 1909.
— Behandlung der gastro-intestinalen Blutungen bei Neugeborenen mit Nebennierenextrakt. Arch. of Ped. 190. Nr. 4.
Holtschmidt, Die subcutane Gelatineinjektion bei Melaena neonatorum. Münchener med. Wochenschr. 1902. S. 13.
Homén, E. A., Beiträge zur Kenntis der Melaena neonatorum. Finska läkaresällsk. handb. 32. 1890. S. 347. Ref. Jahrb. f. Kinderheilk. 33. S. 176.
Jäger, O., Über Melaena neonatorum. Gynäk. Rundschau 2. 1908. S. 537.
Jennings, W. B., Hemorrhagic disease of the new-born infant treated by horseserum. Journ. of Americ. med. Assoc. 60. 1913. S. 1154.
Joelsohn, Über Blutungen bei Neugeborenen mit besonderer Berücksichtigung der Melaena neonatorum. Diss. Berlin 1913.
Kamann, Über Melaena spuria. Gynäk. Rundschau 1. 1907. S. 569.
Kilham und Mercelis, Hämorrhagische Erkrankungen der Neugeborenen. Arch. of Paed. 161. 1899. Ref. Arch. f. Kinderheilk. 31. S. 143.
Kiwisch, Österr. med. Wochenschr. 1841. Nr. 4. Zit. nach Levegren.
Kosminsky, Ein Fall von Melaena neonatorum. Ref. Zentralbl. f. Gynäk. 21. 1898. S. 1401.
Kundrat s. Widerhofer.
Küttner, L., Über Magenblutungen und besonders über deren Beziehungen zur Menstruation. Berliner klin. Wochenschr. 1895. S. 142.
— Über das Vorkommen von Ulcus duodeni im ersten Dezenium. Berliner klin. Wochenschr. 1908. S. 2009.
Lahmer, Zur Behandlung der Melaena neonatorum. Prager med. Wochenschr. 1900. S. 183.

Lambert, S. W., Melena neonatorum with report of a case cured by transfusion. Med. Record. **73**. 1908. S. 885.

Landau, Über Meläna der Neugeborenen nebst Bemerkungen über die Obliteration der fötalen Wege. Breslau 1874.

Leary, J., Fresh animal Sera in hemorrhagic Conditions. Boston med. and Surg. Journ. **159**. 1908. S. 73.

Legge, Calciumchloride in Melena neonatorum. Brit. Med. Journ. 1908. I. S. 1173.

Leopold, zit. nach Unger.

Lespinasse, Fisher and Wolfer, Hemorrhages of the new-born infant. Treatments by direct Transfusions of Blood. Surg. Gynäk. and Obstr. Chicago. **22**. 1911. S. 40.

Lövegren, Erfahrungen und Studien über Melaena neonatorum. Jahrb. f. Kinderheilk. **78**. 1913. S. 249.

Marchand, F., Die Störungen der Blutverteilung. Krehl-Marchands Handb. d. allgem. Pathologie II. 1. Abt. S. 218. Leipzig 1912.

Meier, Karl, Beiträge zur Melaena vera neonatorum. Diss. Zürich 1912. Ref. Monatsschr. f. Kinderheilk. **1** S. 173.

Merckens, A., Ein Fall schwerster Melaena neonatorum, geheilt durch Injektion von defibriniertem Menschenblut. Münchener med. Wochenschr. 1913. S. 971.

Mettler, Zur Therapie der Melaena neonatorum. Gynäk. Rundschau **2**. 1908. S. 640.

Moll, Die blutstillende Wirkung der Gelatine. Wiener klin. Wochenschr. 1913. Nr. 44.

Mosenthal, Transfusion as a cure of Melena neonatorum. Journ. of Americ. Med. Assoc. 1910. I. S. 1613.

Michiels, J., Eine einfache Methode zur Bestimmung der Blutgerinnung. Zeitschr. f. Kinderheilk. **5**. 1912. S. 449.

Müller, Arth., Zur Kasustik und Therapie der Meläna. Münchener med. Wochenschr. 1894. S. 245.

Myers, A. W., Subcutaneous Injection of Small Quantities of Human Blood in Spontaneous Hemorrhage of New-Born. Arch. of Pediatrics 1912, März. S. 161.

Nauwerk und Flinzer, Paratyphus und Meläna des Neugeborenen. Münchener med. Wochenschr. 1908. S. 1217.

Neu, Behandlung der Melaena neonatorum. Vortr. im naturhist. Ver. Heidelberg 1906. Zit. nach Jäger.

Neumann, E., Über „peptische" Magengeschwüre usw. Virchows Arch. **184**. 1906. S. 360.

Neumann, H., Ein Fall von Melaena neonatorum nebst Bemerkungen über die hämorrhagische Diathese Neugeborener. Arch. f. Kinderheilk. **12**. 1891. S. 54.

Newell, Fall von Hämorrhagie bei Neugeborenen, mit Erfolg durch direkte Transfusion behandelt. Boston med. and surg. Journ. 1910. II. S. 435. Ref. Jahrb. f. Kinderheilk. **73**. S. 362.

Nicholson, W. R., Melaena neonat. probably due to the Bacillus pyocyaneus. Amer. Journ. of Med. Sc. **120**. 1900. S. 417.

— Treatment of Melaena neonatorum by human blood-serum. Therapeutic Gazette **36**. 1912. S. 77.

Nieberding, Melaena neonatorum. Ref. Zentralbl. f. Gynäk. **12**. 1888. S. 276.

Nohl, F., Gelatinebehandlung der Melaena neonatorum vera usw. Diss. Berlin 1910. Ref. Arch. f. Kinderheilk. **56**. S. 438.

Nobécourt et Tixier, Traitement de hémophilie congén. et des purpura par les ingestions de peptone de Witte. Pathol. infant. **8**. 1911. S. 25.

Orlowski, L'étiologie des hémorrhagies chez le nouveau-né. Thèse de Paris 1897. Zit. nach Baisch.

Oswald, Zur Gelatinebehandlung bei Melaena neonatorum. Münchener med. Wochenschr. 1902. S. 1960.

Parry, A., Gastro-intestinal Hemorrhage in a newly-born child; Treatment by large doses of Calciumchloride. Recovery. Lancet 1898. II. S. 144.

Petroff, zit. nach Shukowski.
Pinniger, W. J. H., On hemorrhagic disease of the new-born with report of a case due to duodenal ulcer. Bristol med. chir. Journ. 31. 1913. S. 248. Ref. Zeitschr. f. Kinderheilk. Ref. 7. S. 203.
Pittfield, Hemophilia neonatorum in a family of four infants. Arch. of. Paed. 29. 1912. S. 761.
Pomorski, Experimente zur Kenntnis der Melaena neonatorum. Arch. f. Kinderheilk. 14. 1892. S. 165.
v. Preuschen, Die Läsion der Zentralorgane bei der Geburt als Ursache der Melaena neonatorum. Zentralbl. f. Gynäk. 18. 1894. S. 201.
Rach und Wiesner, Weitere Mitteilungen über die Erkrankungen der großen Gefäße bei kongenitaler Lues. Wiener klin. Wochenschr. 1907. Nr. 18.
Raubitschek, Über Beziehungen mütterlicher Erkrankungen zu den Organen des Fötus. Beitr. z. pathol. Anat. u. z. allgem. Pathol. 57. 1913. S. 345.
Rehn, H., Zur Genese der Melaena neonatorum. Zentralzeitung f. Kinderheilk. I. 1878. Nr. 15. (Zit. nach Widerhofer).
Reichard, Drei Fälle von tödlicher parenchymatöser Magenblutung. Deutsche med. Wochenschr. 1900. S. 327.
Reinach, Demonstration zur Ätiologie der Melaena. Münchener Gesellsch. f. Kinderheilk. 17. I. 1913.
Rembold, Beiträge zur Lehre von der Melaena neonatorum. Deutsche med. Wochenschr. 1881. S. 385.
v. Reuss, Die Krankheiten des Neugeborenen. Berlin 1914.
Rheiner, Über Melaena neonatorum. Korr.-Blatt f. Schweizer Ärzte 22. 1898. S. 524.
Richards, J. H., Omphalorrhagia neonatorum. Medical. Record 81. 1912. S. 68.
Ries-Finley, Infantile pernicious vomiting and rectal hemorrhage. Pediatrics 24. 1912. S. 216.
Ritter, Die Blutungen im frühesten Kindesalter. Österr. Jahrb. f. Pädiatik. 1871. II. S. 129.
— Zur Kasuistik der Melaena vera neonat. Ärztl. Mitteil. aus Baden. 1882. Nr. 3. Zit. nach Troß.
v. Rundstedt, Über Melaena neonatorum. Arch. f. Gynäk. 89. 1909. S. 105.
Salzmann, Über Melaena neonatorum. Diss. Jena 1898.
Sawtel, Fall von Bluterbrechen und Melaena bei einem Neugeborenen. Lancet 1885. II. Nr. 16.
Saxer, Duodenalgeschwür bei Melaena. Demonstr. Med. Gesellsch. Leipzig. Deutsche med. Wochenschr. 1902. Ver.-Ber. S. 211.
Schatz, Korr.-Blatt des Allgem. Mecklenburger Ärztevereins. 1895. Zit. nach Vassmer.
Schicke, Melaena neonatorum spuria. Diss. Marburg 1902. Zit. nach Kamann.
Schloß, O. M., and Commiskey, Spontaneous Hemorrhage in the new-born. Amer. Journ. of Diseases of Children I. 1911. S. 276.
— — The Etiologie and Treatment of the so-called Hemorrhagic Disease of the new-born. Amer. Journ. of Diseases of Children 3. 1912. 379.
Schmid, H., Melaena neonatorum. Ref. Jahrb. f. Kinderheilk. 22. 1885. S. 361.
Schmorl, 5 Fälle von Melaena. Ref. Monatsschr. f. Geburtsh. u. Gynäk. 13. 1901. S. 261.
Schöppler, Über Melaena neonatorum. Zentralbl. f. allg. Path. u. path. Anatomie 21. 1910. S. 289.
Schubert, G., Behandlung der Melaena neonatorum mit Gelatineinjektion. Zentralbl. f. Gynäk. 31. 1907. S. 201.
Schütze, A., Ein Fall von Melaena neonatorum. Zentralbl. f. Gynäk. 18. 1894. S. 207.
Schweizer, Diss. Zürich 1896. Zit. nach Vassmer.
Seitz, Scheintod der Neugeborenen in v. Winckels Handb. d. Geburtsh. 3. 3. Teil. Wiesbaden 1907.

Shukowski, Melaena neonatorum. Arch. f. Kinderheilk. **45**. 1907. S. 321.
Silbermann, Über Melaena vera neonatorum. Jahrb. f. Kinderheilk. **11**. 1877. S. 378.
Simmonds, Herz eines Neugeborenen mit Melaena. Demonstration. Ref. Münchner med. Wochenschr. 1895. S. 431.
Spiegelberg, Zwei Fälle von Magendarmblutungen bei Neugeborenen infolge von Duodenalgeschwüren. Jahrb. f. Kinderheilk. **2**. 1869. S. 333.
Spiegelberg, H., Ein Fall von Melaena neonatorum mit außergewöhnlichem Sitz der Blutungsquelle. Prager med. Wochenschr. 1898. S. 61.
Stenger, Eine besondere Form von Blutbrechen und blutigem Stuhl bei Neugeborenen. Berliner klin. Wochenschr. 1887. S. 457.
Ströbel, Diss. München 1905. Zit. nach Vassmer.
Swain, Jackson and Murphy, A case of Hemorrhagic Disease in the newborn with Transfusion from the father. Boston Med. and Surg. Journ. **161**. 1909. S. 401.
Swoboda, Gibt es eine Melaena vera? Prager med. Wochenschr. 1909. Nr. 49.
Tavel und Quervain, Hämorrhagien bei Neugeborenen. Zentralbl. f. Bakt. 1892. II. Nr. 17.
v. Torday, Ein durch Gelatineeingießung geheilter Fall von Melaena neonatorum. Autoref. Jahrb. f. Kinderheilk. **57**. 1902. S. 104.
— Duodenalgeschwüre im Säuglingsalter. Jahrb. f. Kinderheilk. **63**. 1906. S. 563.
Troß, Über einen Fall von Melaena neonatorum. Deutsche med. Wochenschr. 1888. S. 432
Unger, L., Beiträge zur Pathologie und Klinik des Neugeborenen. III. Melaena vera. Wiener klin. Wochenschr. 1912. Nr. 39. S. 1434.
Vassmer, Über Melaena neonatorum. Arch. f. Gynäk. **39**. 1909. S. 275.
Veit, O., Fall von sog. Melaena neonatorum. Ver. f. inn. Med. Deutsche med. Wochenschr. 1881. S. 681.
Vicq, E., Etude sur les traitements des hémorrhagies gastro-intestinales du nouveau-né. Thèse de Paris 1909. Zit. nach Lövegren.
Vincent, B., The Treatment of hemorrhagic disease of the new-born. Arch. of Paed. **29**. 1912. S. 887.
— Blood Transfusion for hemorrhagic disease of the new-born usw. Boston Med. and Surg. Journ. **116**. 1912. S. 627.
Voron, Tödliche Darmblutung bei einem Neugeborenen durch Ulceration des Duodenums. Bull. de la soc. d'obstétr. de Paris. 1909. Ref. Arch. f. Kinderheilk. **55**. S. 413.
Vorpahl, Fall von Melaena neonatorum, hervorgerufen durch Blutung aus angeborenen Phlebektasien des Ösophagus. Arch. f. Gynäk. **96**. 1912. S. 377.
Waeber, P., Ein Fall von Hämophilie bei einem Neugeborenen. Gynäk. Rundsch. **6**. 1912. S. 207.
Welch, J. E., Normal human blood serum as a curative agent in hemophilia neonatorum. Amer. Journ. of Med. Sc. **139**. 1910. S. 800.
— Normal human blood serum in Obstetric and Pediatric Practice. Amer. Journ. of obstetr. **65**. 1912. S. 597.
— Normal human blood-serum injections in melena neonatorum etc. The Therapeut. Gaz. **36**. Febr. 1912.
Wells, O. V., Hemorrh. disease of the new.-born. Boston Med. and Surg. Journ. **164**. 1911. S. 176.
Whipple, Hemorrh. diseases, Septicemia, melena neonatorum and hepatic cirrhosis. Arch. of internal med. **9**. 1912. S. 365.
Widerhofer, Magendarmblutung in Gerhardts Handb. d. Kinderheilk. IV. 2. Abt. Tübingen 1880. S. 400.
Wild, Diss. Leipzig 1900. Zit. nach Vassmer.
v. Winckel, Lehrbuch der Geburtshilfe. Leipzig 1903.
Wolff, Fr., Beiträge zur Entstehung der Melaena neonatorum durch retrograde Embolie. Diss. Gießen 1912.
Wolfsohn, Diss. Leipzig. Zit. nach Vassmer.

Zadek, Über hämorrhagische Erosionen und Magengeschwüre und ihre Beziehungen zur Melaena neonatorum. Arch. f. Verdauungskrankh. 18. 1912. S. 785.
Zappert, Über Genitalblutungen neugeborener Mädchen. Wiener med. Wochenschrift 1903. S. 1478.
v. Zezschwitz, Über einen Fall von Melaena vera neonatorum. Münchener med. Wochenschr. 1888. S. 483.

Einleitung.

Mit dem Namen „Melaena" bezeichnet man von altersher eine profuse Blutung aus dem Magen-Darmtrakt. Die Blutung ist so hochgradig, daß das Blut die Hauptmasse des erbrochenen Mageninhaltes oder Stuhles bildet und diesen Ausscheidungen die charakteristische Farbe von frischem oder durch die Verdauungssäfte mehr oder minder verändertem Blut verleiht. In der Bezeichnung $\mu έλαινα\ νόσος$ (schwarze Krankheit) kommt das sinnfälligste Symptom, die schwärzliche oder doch dunkle Farbe des Magen- und Darminhaltes, zum Ausdruck. Bloße Blutbeimengungen, wie man sie etwa bei einer hämorrhagischen Enteritis findet, fallen a priori außerhalb des Begriffes „Melaena".

Dieser Begriff hat sich übrigens im Lauf der Zeiten nicht unwesentlich verändert. Während man nämlich in der Hippokratischen Zeit unter „Melaena" eine Erkrankung des Erwachsenen verstand, gebraucht man die Bezeichnung heute ausschließlich für die mit schweren Magen-Darmblutungen einhergehenden Krankheiten im Säuglingsalter, und zwar speziell für solche in den ersten Lebenstagen oder -wochen[*]; der Begriff Melaena hat sich mithin zu dem engeren der Melaena neonatorum verschoben. Es hat dies darin seinen Grund, daß im späteren Leben profuse, das Krankheitsbild beherrschende Magen-Darmblutungen in klinisch so reiner Form wie beim Neugeborenen nur ganz ausnahmsweise vorkommen, wenigstens nicht als scheinbar idiopathische Erkrankung; denn man ist bei den allermeisten Magen-Darmblutungen des späteren Alters doch meist in der Lage, ihre Ursache aufzudecken, während die Ätiologie der Melaena des Neugeborenen noch keineswegs geklärt ist. Letzteres ist wohl auch die Ursache dafür, daß sich der alte Name, der das klinisch prägnanteste Symptom hervorhebt, bis in die neueste Zeit erhalten hat.

Eine Einteilung der verschiedenen Melaenaformen des Säuglingsalters in solche der Neugeborenenperiode und der späteren Säuglingszeit erübrigt sich nach dem Gesagten aus dem Grunde, weil man Magen-Darmblutungen beim älteren Säugling, auch wenn sie — gewiß ein sehr seltenes Ereignis! — so profus sein sollten wie beim Neugeborenen, in unserem heutigen medizinischen Sprachgebrauch nicht mehr als Melaena zu bezeichnen pflegt. Die Blutungen beim älteren Säugling sollen deshalb nur anhangsweise als „melaenaähnliche Erkrankungen" kurz erörtert werden.

---

[*] Die erste Notiz über die Melaena des Neugeborenen wurde bisher meist einem Schweizer Arzt, namens Ebart (1723), zugeschrieben. Nach Lövegren stammt jedoch die älteste Beobachtung aus dem Jahre 1694 von Mauriceau. Der erste Sektionsbefund soll 1823 von Siebold mitgeteilt worden sein.

Die Melaena neonatorum.

Auch die Melaena der Neugeborenen stellt noch keineswegs einen einheitlichen Krankheitsbegriff dar, sondern eine Gruppe klinisch und zweifellos auch ätiologisch differenter Zustände. Die auf dem Gebiet der Melaenaätiologie erhobenen Befunde und die aus ihnen abgeleiteten Theorien sind so zahlreich, daß es ganz unmöglich ist, auch nur den sichergestellten ätiologischen Momenten entsprechende klinische Typen zu formulieren. Die von einigen Seiten vorgeschlagene ätiologische Einteilung der Melaena neonatorum in eine Melaena idiopathica und symptomatica entspricht nicht recht den klinischen Bedürfnissen. Abgesehen davon, daß der Begriff „idiopathisch" das logische Denken recht wenig befriedigt, sind wir am Krankenbett wohl recht häufig nicht in der Lage, die scheinbar primär auftretenden, idiopathischen Formen von den im Verlauf einer Allgemeinerkrankung auftretenden, sekundären, symptomatischen Formen mit Sicherheit zu unterscheiden; denn die primäre Allgemeinerkrankung ist nicht selten so latent, daß sie nicht einmal der Obduzent mit Bestimmtheit aufzudecken vermag. Noch weniger brauchbar ist eine Einteilung in ulcerative und parenchymatöse Blutungen, da sich dieselben in klinischer Hinsicht gar nicht zu unterscheiden brauchen und sicher vielfach ineinander übergehen. So verlockend es also auch wäre, die verschiedenen Formen der Melaena nach ätiologischen und anatomischen Gesichtspunkten zu trennen, so scheint es vorläufig doch noch geboten, bei einer Einteilung in erster Linie den klinischen Verlauf zu berücksichtigen.

Ehe wir versuchen, einzelne klinische Typen der Melaena abzugrenzen, sollen die verschiedenen ätiologischen Möglichkeiten erörtert werden, die einen Bluterguß in das Innere des Verdauungstraktes bedingen können.

A. Die Ursachen der Blutungen im Verdauungstrakt.

Die Blutungsquellen liegen bei der Melaena in der überwiegenden Mehrzahl der Fälle in den kleinen Gefäßen der Schleimhaut. Wie Marchand ausführt, können Blutaustritte aus den kleinen Arterien und Venen oder Capillaren im wesentlichen auf dreifache Art zustande kommen: durch Zerreißung der Gefäßwand (Diärese), durch Arrosion derselben oder durch Diapedese.

Zerreißungen kleinster Venen und Capillaren kommen beim neugeborenen Kind als Folge der bei der Geburt eintretenden Zirkulationsänderungen überaus häufig vor. Ein gewisser Grad von Stauung tritt bei jeder Geburt ein. Während der Wehen wird die Blutzufuhr zur Placenta durch die Contraction der Uterusmuskulatur behindert, die Sauerstoffzufuhr wird immer geringer und erreicht während der Austreibungsperiode ihr Minimum; der Kohlensäurereichtum des Blutes führt zur Reizung des Vasomotorenzentrums, zur Contraction der peripheren Arterien, zur Steigerung des Blutdrucks und damit zu einer

Stauung des Blutes in den venösen Gefäßen. Auch die auf ganz normale Weise geborenen Kinder kommen deshalb in einem Zustand zur Welt, der einem leichten Grad von Asphyxie entspricht (Seitz), und selbst in den seltenen Fällen von sogenannter Apnoe, bei der der Sauerstoffgehalt des Blutes nach Austritt des Kindes aus dem Uterus noch eine Zeitlang ausreichend ist, tritt schließlich doch die den ersten Atemzug auslösende Verarmung des Blutes an Sauerstoff mit ihren Folgen ein. In der Zeit zwischen der beginnenden Einengung des placentaren Gasaustausches und dem Beginn der Lungenatmung stellt sich bis zu einem gewissen Grad in allen Fällen eine Art von vorübergehendem Erstickungszustand ein, bei dem es nicht bloß zu venöser Hyperämie, sondern bei den leicht zerreißlichen kleinen Gefäßen auch zu Blutaustritten kommen kann.

Ebstein hat durch experimentelle Untersuchungen dargetan, daß infolge von Atmungssuspension speziell in der Magenschleimhaut Blutextravasate entstehen können. Ritter schließt sich dieser Ansicht an. Er fand bei einem 12 Stunden nach der Geburt verstorbenen Kind in dem mit Blut gefüllten Magen die Schleimhaut an 3 Stellen von der Muscularis mucosae durch Blutgerinnsel abgehoben; an anderen Stellen war die Spannung offenbar eine so starke gewesen, daß die Schleimhaut oberflächlich zerrissen war. Die Blutung in das Mageninnere war also rein mechanisch zustande gekommen.

Die während der Geburt eintretende Stauungshyperämie der inneren Organe ist ein ganz gewöhnlicher Befund bei der Leichenöffnung neugeborener Kinder. Daß durch die Geburtsstauung kleinste Gefäßchen sehr leicht zum Bersten gebracht werden können, beweist ja das häufige Vorkommen von punktförmigen Hämorrhagien in der Gesichtshaut, in der Conjunctiva bulbi, in der Netzhaut, — Blutungen, für die wir wohl nicht so sehr die Kompression des Thorax, als vielmehr die allgemeine Stauung intra partum verantwortlich machen müssen. Wenn man auch die bei asphyktischen Kindern vorkommenden Ekchymosen an den serösen Häuten der Brustorgane auf die inspiratorische Ausdehnung des Thorax infolge vorzeitiger Atembewegungen zurückführen kann, so müssen die Blutaustritte in den Organen der Bauchhöhle, wie z. B. die häufigen kleinen Hämorrhagien in den Nebennieren, doch als reine Stauungsblutungen aufgefaßt werden. Für die akute Hyperämie des Magen-Darmkanals, die sich nach der Geburt einstellt, könnte man nach Schöppler auch die Unterbindung der Nabelschnur und die dadurch bedingte plötzliche Unterbrechung des Blutabflusses durch die Nabelarterien verantwortlich machen.

Sowohl die Stauungshyperämie als insbesondere die Stauungshämorrhagien in der Schleimhaut des Verdauungstraktes können für das Zustandekommen einer Melaena in den ersten Tagen sicherlich eine Disposition schaffen. Darauf weist die mehrfach gemachte Beobachtung hin, daß die Melaena nach schwerem Geburtsverlauf oder bei ausgesprochen asphyktisch geborenen Kindern relativ häufiger vorzukommen scheint. So hat vor kurzem Unger über 9 Fälle von Melaena berichtet, bei denen die Geburtsdauer ausnahmslos eine protrahierte war (meist weit über 20 Stunden).

In demselben Sinn wie die bei der Geburt eintretende Stauung kann auch eine sekundäre Stauung, wie sie bei kongenitalen Herzfehlern eintreten kann, auf das Zustandekommen einer Magen-Darmblutung begünstigend einwirken. Melaenaerkrankungen bei Kindern mit angeborenen Herzfehlern wurden mehrfach beschrieben. (Simmonds, Herrgott, Nieberding, Bauer; eigene Beobachtung s. u.).

Es liegt unserem Verständnis am nächsten, daß Stauungsblutungen am leichtesten nach frühzeitig eintretender und lange andauernder Beeinträchtigung der Zirkulation, also besonders bei asphyktisch geborenen Kindern, vorkommen. Doch findet man, wie schon Kundrat und Widerhofer hervorheben, auch nach ganz normalen Geburten oft eine sehr beträchtliche Hyperämie der Schleimhäute im Verdauungstrakt, lediglich als Folge der bei der Geburt eintretenden Zirkulationsänderung.

Mehr als eine Disposition zur Melaena kann die Geburtsstauung, auch die ins Pathologische gesteigerte des asphyktischen Zustandes, freilich nicht schaffen. Dementsprechend kommen zahlreiche Melaenafälle in den ersten Lebenstagen vor, ohne daß die betreffenden Kinder nach protrahierter Geburt oder asphyktisch zur Welt kamen, und anderseits steht auch das relativ häufige Vorkommen von Asphyxien und schwierigen Geburten mit der Seltenheit der Melaenafälle nicht im Einklang. Es müssen unbedingt weitere Momente hinzutreten, die das Zustandekommen eines Blutergusses an die Schleimhautoberfläche, also in das Magen- oder Darminnere, bedingen.

Rein mechanisch, nämlich durch ein Bersten der über einem Blutextravasat gelegenen oberflächlichen Schleimhautschichten (wie in dem erwähnten Falle Ritters) kommt die Blutung wohl nur ausnahmsweise zustande. Wahrscheinlich in der Mehrzahl der Fälle muß die Schleimhaut in irgendeiner Weise geschädigt sein, ehe sie durchbrochen wird und das Blut ins freie Lumen des Verdauungskanals austreten kann.

Einen in seiner Art einzig dastehenden Fall, der wahrscheinlich nur auf mechanische Weise zustande kam, beschreibt Vorpahl. Bei der Sektion eines am dritten Tage unter den gewöhnlichen Erscheinungen einer Melaena verstorbenen Kindes fanden sich mächtige Venenerweiterungen (kongenitale Varicen) im Ösophagus; Vorpahl denkt an eine Berstung der erweiterten Gefäße, die infolge der Contraction der Speiseröhre beim Schluckakt erfolgt sein konnte.

Sicherlich kann die Blutfülle an und für sich die Schleimhaut pathologisch verändern oder das Zustandekommen solcher Veränderungen begünstigen. So kann durch die bei der Nahrungsaufnahme erfolgenden Reize in der blutreichen Schleimhaut relativ leicht eine Entzündung und Blutung eintreten. Diese von Schöppler geäußerte Vermutung erinnert an die seinerzeit von Schatz ausgesprochene Ansicht, daß die Melaena eine Verstärkung eines „beim Neugeborenen physiologischen Schleimhautkatarrhs auf hyperämischer Basis" darstelle.

Für die Bedeutung eines solchen „Katarrhs" spricht vielleicht folgender Fall (1.): Bei einem am 7. Tag verstorbenen Kind mit schweren Herzanomalien (totaler Defekt des Vorhof- und Kammerseptums, Abgang der Pulmonaläste etwa 1 cm oberhalb der Aortenklappen) und Aspirationspneumonien, das sehr starke

Cyanose und allgemeine Ödeme aufgewiesen und am 5. Lebenstag deutliche Blutbeimengung zum Stuhl gezeigt hatte, wurde neben allgemeinen Zeichen der Stauung ein ausgesprochener Stauungskatarrh des Magens mit Blutbeimengung zum Mageninhalt gefunden.

Im allgemeinen wird man wohl, ob nun entzündliche Vorgänge vorhanden sind oder nicht, bei Fehlen größerer Gefäßverletzungen und gröberer Schleimhautläsionen doch noch irgendwelche Störungen im Chemismus des Blutes annehmen müssen, die auch die Gefäßwand in Mitleidenschaft ziehen und ein Bluten aus den überfüllten Gefäßen begünstigen. Die Blutungen selbst gehören in diesen Fällen nicht mehr zu den auf Diärese beruhenden Formen, sondern zu den entzündlichen (toxischen, infektiösen) Blutungen, die durch Diapedese zustandekommen (s. unten).

In einer Reihe von Fällen kommt die Blutung ins Magen-Darminnere in der Weise zustande, daß die Schleimhautoberfläche im Gebiet der subepithelialen Blutextravasate nekrotisch wirkt, sei es bloß durch den Druck des ausgetretenen Blutes, sei es infolge Andauung durch die Verdauungssäfte. Es entstehen auf diese Weise Schleimhautdefekte, aus denen sich das Blut an die freie Oberfläche ergießen kann. Es ist also, wenn auch der subepitheliale Blutaustritt als Folge der venösen Drucksteigerung durch Diärese erfolgte, erst die sekundäre Arrosion der Gefäßwand, die schließlich zur Melaena führt. Die Arrosion von Blutgefäßen hat die Bildung eines Substanzverlustes, eines Geschwüres zur Voraussetzung. Man pflegt diejenigen Melaenaformen, bei denen sich Geschwüre im Magen-Darmkanal finden, mit dem Namen Melaena ulcerosa zu bezeichnen.

Die Zahl der obduzierten Melaenafälle, bei denen Geschwüre gefunden wurden, ist eine sehr beträchtliche, — so beträchtlich, daß man in der Geschwürsbildung schon die endgültige Erklärung der Melaena neon. gefunden zu haben glaubte und sich deshalb in erster Linie bemühte, das Zustandekommen der Geschwüre zu erklären.

Die Geschwüre wurden in der überwiegenden Mehrzahl der Fälle im Magen und Duodenum gefunden; andere Abschnitte des Verdauungstraktes scheinen nur in ganz seltenen Fällen der Sitz von Ulcerationen zu sein. Abgesehen von dem früher erwähnten Fall Vorpahls mit geborstenen Phlebektasien des Ösophagus, die wahrscheinlich auf einer angeborenen Mißbildung der Venenwand beruhten, wurden noch einige Fälle von Melaena neonatorum beschrieben, bei denen die Blutungsquelle in der Speiseröhre lag.

Henoch berichtet über ein den ganzen Ösophagus umgebendes Ringgeschwür unmittelbar über der Kardia in der Leiche eines 5 Tage alten Kindes, das 2 Tage vor dem Tod mit Blutbrechen und Blutstühlen erkrankt war. Spiegelberg fand Geschwüre an der Übergangsstelle der Speiseröhre in die Kardia. Karl Meier sah bei einem Kinde, das am 3. Lebenstag mit Blutbrechen und Darmblutungen erkrankte und am 6. Tag starb, im untersten Abschnitt des Ösophagus ein Geschwür, das von einem derben, geschichteten Thrombus bedeckt war und im Zentrum bis zur Längsmuskulatur reichte; Beziehungen zwischen dem Thrombus und einem größeren Gefäß konnten aber auch bei der mikroskopischen Untersuchung nicht aufgedeckt werden, so daß der Fall ätiologisch unaufgeklärt blieb. Chrzanowski beschreibt bei einem am 4. Tag verstorbenen Kind eine blutige Suffundierung des Ösophagus über der Kardia mit Defekten des Schleimhautepithels; Bastin berichtet über Verstopfung der Speiseröhre durch ein Blutgerinnsel bei einem Fall von Melaena.

Noch viel seltener als von der Speiseröhre scheint die Blutung von den unteren Abschnitten des Verdauungsrohres ihren Ausgang zu nehmen. Vassmer erwähnt einen Fall von Schweizer mit Geschwürsbildung im Ileum und einen solchen einer Invagination, die Ströbel 10 cm oberhalb des Cöcums bei einem Kinde beobachtete, das vom 2. bis 4. Lebenstag Blut erbrach.

Alle die genannten Fälle nehmen eine Sonderstellung ein gegenüber den oft beschriebenen Substanzverlusten des Magens und Duodenums (Anders, Bähreke, Baisch, Bauer, Binz, Busch, Dietel, Dusser, Fabre und Rhenter, v. Franqué, Genrich, Hecker, Holt, Homén, King, Landau, Lederer, A. Müller, Pinniger, v. Preuschen, Rehn, Reinach, Rheiner, Ritter, Saxer, Sawtel, H. Schmidt, Schmorl, Schweizer, Siebold, Spiegelberg, Voron, Wild, Wolfsohn, Zezschwitz). Die Geschwüre finden sich entweder in großer Zahl oder vereinzelt. Die multiplen Geschwüre findet man fast ausschließlich im Magen, während die Duodenalulcera gewöhnlich in geringer Zahl, nicht selten auch ganz vereinzelt auftreten. Zuweilen sind bei demselben Fall sowohl im Magen als auch im Duodenum Geschwüre anzutreffen.

Einen relativ häufigen Typus der Magengeschwüre stellen jene multiplen, meist ziemlich seichten, kleinen (stecknadelkopf- bis hanfkorngroßen) Substanzverluste dar, die man als hämorrhagische Erosionen zu bezeichnen pflegt. Es handelt sich hierbei wahrscheinlich meist um „peptische" Arrosionen nach Hyperämieblutungen im Sinne Kundrats, um Nekrosen, die in der durch die Stauung hämorrhagisch infarzierten und dadurch in ihrer Widerstandskraft geschwächten Schleimhaut infolge der verdauenden Wirkung des Magensaftes auftreten. Die Beziehungen zu Stauungszuständen sind in solchen Fällen sehr klare und · die disponierende Rolle der Asphyxie mitunter sehr deutlich erkennbar.

(2.) Das kräftige Kind einer 20jährigen Erstgebärenden, das trotz Pituitrin erst nach 31stündiger Wehentätigkeit im Zustand schwerster Asphyxie geboren wird, kann erst nach 1stündigen Wiederbelebungsversuchen zum Atmen gebracht werden. Während der 2tägigen Lebenszeit ausgesprochen cerebrale Erscheinungen, Benommenheit, Muskelschlaffheit, rechtsseitige Facialisparese mit Zuckungen, Miosis, Erektionen des Penis. $1/2$ Stunde vor dem Tod wiederholt starkes Bluterbrechen. Bei der Sektion findet sich reichlich Blut im Magen und im ganzen Dünndarm, bei zahlreichen Schleimhauterosionen des Magens. Eine etwas größere braunrot verfärbte Erosion unterbricht den Verlauf eines größeren Gefäßchens. Gehirn makroskopisch ohne Veränderung. Der Obduzent stellt die Diagnose: „Innere Verblutung".

(3.) In der Leiche eines 9 Stunden post partum verstorbenen Kindes, das nach Sectio caesarea vaginalis, Wendung und schwieriger Extraktion in schwer asphyktischem Zustand zur Welt gekommen war, fanden sich ausgedehnte intrakranielle Blutungen, Blutungen in beiden Nebennieren, Hämorrhagien an den

Schleimhäuten und serösen Häuten und endlich zahlreiche hämorrhagische Erosionen der Magenschleimhaut.

Die beiden Fälle illustrieren die ätiologische Bedeutung der Asphyxie beim Zustandekommen der hämorrhagischen Erosionen in sehr anschaulicher Weise. Doch werden derartige Erosionen auch bei solchen Kindern gar nicht selten gefunden, bei denen intra vitam keinerlei Melaenasymptome bestanden haben und deren Magen- und Darminhalt keine Beimengungen von Blut erkennen läßt.

Wenn in dem zuletzt erwähnten Fall keine Blutausscheidungen vorgekommen waren, so kann dies natürlich durch die Kürze der Lebensdauer des Kindes bedingt gewesen sein. Daß es jedoch tatsächlich hämorrhagische Erosionen ohne Melaena gibt, beweist der Obduktionsbefund eines am 3. Tag verstorbenen frühgeborenen Kindes (4.), der außer Lungenatelektasen und Stauungserscheinungen in den inneren Organen zahlreiche Erosionen der Magenschleimhaut ergab: das Kind hatte keinerlei blutige Ausscheidungen gezeigt. Es kann wohl keinem Zweifel unterliegen, daß sich derartige Fälle öfters ereignen.

Auch zu den Stauungsekchymosen, bzw. den sich aus ihnen entwickelnden Schleimhautdefekten müssen also wohl in der Regel weitere Momente hinzutreten, wenn sie das Auftreten einer Melaena vermitteln sollen. Doch ist es immerhin denkbar, daß eine stärkere Blutung eintreten kann, wenn zufällig ein größeres Gefäß arrodiert wurde, wie in einem der oben erwähnten Fälle (2). Nachblutungen aus lädierten Gefäßen sehen wir ja bei neugeborenen Kindern gar nicht selten, z. B. an den Cephalhämatomen, die sich in den ersten Lebenstagen stets vergrößern, auch wenn keinerlei allgemeine Zirkulationsstörungen bestehen. Dauert der asphyktische Zustand post partum längere Zeit an oder stellen sich neuerliche Stauungserscheinungen ein, so begünstigt die eintretende Stagnation des Blutes und die mit ihr einhergehende Drucksteigerung in den venösen Gefäßen das Weiterbluten natürlich in hohem Maße, selbst wenn die Gefäßverletzung an sich eine relativ geringfügige war.

Die bei den hämorrhagischen Erosionen zweifellos bestehenden Beziehungen zum Geburtsvorgang kommen auch in den älteren Hypothesen von Pomorski und v. Preuschen zum Ausdruck. Diese Autoren führen die Geschwürsbildung jedoch nicht direkt auf die Stauungsblutungen, sondern auf multiple Blutextravasate zurück, die infolge Geburtsverletzungen des Gehirns, speziell des Vasomotorenzentrums entstehen sollen. Dabei braucht es gar nicht zu einer sichtbaren Läsion dieses Zentrums zu kommen; nach Pomorski genügt schon die durch den Druck eines intrakraniellen Blutergusses bewirkte Schädigung zur Auslösung der Melaena. Die Möglichkeit solcher kausaler Beziehungen wurde durch experimentelle Ergebnisse an Tieren gestützt, die nach mechanischer Verletzung im Gehirn (Thalamus, Vierhügel, Corpus striatum, N. dentatus, Crura cerebelli, Ala cinerea) Hämorrhagien und Ulcerationen im Magen aufwiesen. Marchand steht der Auffassung eines Zusammenhangs der Magengeschwüre und -blutungen mit Nervenläsionen ziemlich skeptisch gegenüber. Er weist darauf hin, daß diesbezügliche Tierexperimente bereits außerordentlich häufig, aber mit sehr wechselndem Erfolg gemacht worden sind, und spricht die Ansicht aus, daß den negativen Befunden bei weitem die größere Bedeutung beizumessen sei, da die positiven sehr leicht durch die Operation selbst und andere Einwirkungen entstehen könnten. Für die ätiologische Bedeutung einer Cerebral-Läsion spricht vielleicht der oben erwähnte Fall (3) von Magenerosionen neben ausgedehnten intrakraniellen Blutungen, ebenso die Kombination von Leptomeningealblutung und Ulcus ventriculi bei Fall 5 (s. unten). Auch bei dem von Schweizer beobachteten Kind mit Geschwüren im Magen und Ileum fand sich ein intrakranielles Hämatom. Blutergüsse in der Schädelhöhle neben Melaena beschrieben schon Billard, Gendrich, Cruveilhier, Pomorski und Spiegelberg; erst kürzlich hat Joelsohn wieder einen derartigen Fall veröffentlicht. Sicherlich sind aber derartige Kombinationen durchaus nichts Regelmäßiges. Man hat deshalb — freilich ohne die Möglichkeit einer makroskopisch nicht erkennbaren Gehirnschädigung, wie etwa einer Contusio cerebri, ausschließen zu können — die Hypothese größtenteils abgelehnt. Wenn man bedenkt, daß die asphyktische Stauung im Grunde genommen ja auch durch Vermittlung nervöser Zentren zustandekommt, kann man hierin freilich eine Brücke zu den von Pomorski und Preuschen vertretenen Anschauungen erblicken.

Außer der allgemeinen Stauung können auch lokale Zirkulationsstörungen das Auftreten von hämorrhagischen Erosionen zur Folge haben. Schöppler weist darauf hin, daß die durch die Unterbindung der Nabelschnur bedingte Unterbrechung des Blutabflusses zur Hyperämie des Magen-Darmkanals führen könne. Bauer berichtet von einer am ersten Lebenstag einsetzenden Melaenaerkrankung, bei der eine hochgradige Duodenalstenose mit Erweiterung des darüber liegenden Darmabschnittes und des Magens gefunden wurde; er glaubt, daß der Druck des dilatierten Duodenums auf die Pfortader eine Stauung in der Magenschleimhaut zur Folge gehabt habe.

Daß hämorrhagische Magenerosionen auch durch bakterielle Einflüsse (septische Hämorrhagien) entstehen können, scheint einwandfrei erwiesen zu sein, und es kann wohl kein Zweifel darüber bestehen, daß diese Ätiologie auch in der ersten Lebenszeit von Bedeutung ist. Auch toxische Faktoren kommen für das Entstehen der hämorrhagischen Erosionen in Betracht. Es sei z. B. an die seltenen Fälle von sogenannter „Exulceratio ventriculi simplex" erinnert (Dieulafoy, Berger), bei anscheinend gesunden, erwachsenen Personen auftretende Magen-Darmblutungen, die von multiplen, großen, aber ganz oberflächlichen Substanzverlusten des Magens und Dünndarms herrühren, und für die allgemein toxische Ursachen verantwortlich gemacht werden. Alle Momente, die die Gefäßwand schädigen und zur Entstehung von Hämorrhagien Veranlassung geben, können eben auch zu den aus Schleimhautblutungen hervorgehenden Erosionen führen.

Während man bis vor wenigen Jahren fast allgemein angenommen hatte, daß die multiplen Erosionen in der Magenschleimhaut stets hämorrhagischer Natur sind, hat Beneke darauf hingewiesen, daß man außer den im Anschluß an Ekchymosen auftretenden Substanzverlusten beim Neugeborenen typische Nekrosen findet, bei denen jede Andeutung einer primären Blutung im Gewebe fehlt. Solche Nekrosen können sich zu Erosionen (Stigmata) weiterentwickeln, die also nicht durch Hyperämie, sondern durch Ischämie zustande kommen. Man kann solche Geschwürchen experimentell durch Reizung des Plexus coeliacus erzeugen. Beim Neugeborenen dürfen sie vielleicht auf den Geburtschok zurückgeführt werden, auf thermale oder mechanische Reize, die auf die nervösen Zentren in der Weise einwirken, daß reflektorisch eine Ischämie ausgelöst wird (Rundstedt). Auch bei den venösen, durch Stauung bedingten Blutungen ist es schließlich die mangelhafte Ernährung, die zum Absterben des Gewebes in dem hämorrhagisch infarzierten Bezirk führt; es kann aber die primäre Ursache auch in den zuführenden Arterien liegen.

Zadek berichtet über ein am 2. Lebenstag verstorbenes Kind, bei dem er 31 Geschwüre und massenhaft Blut im Verdauungstrakt fand; da das Kind Krampfanfälle gehabt hatte, hält es Zadek für möglich, daß die Geschwüre durch spastische Gefäßcontractionen zustande gekommen seien. Wir finden also auch hier die Vermutung eines Zusammenhanges zwischen Melaena bzw. Geschwürsbildung und cerebralen Schädigungen.

Nach Hagemann beginnen die venösen Blutungen mehr in den oberflächlichen Schichten der Schleimhaut und zeigen die aus ihnen entstehenden Stigmata meist eine keilförmige Gestalt, während die arteriellen Stigmata in den tieferen Schichten der Schleimhaut ihren Ursprung haben.

Über solche arterielle Stigmata bei der Melaena neonatorum hat schon vor 20 Jahren Homén berichtet. Er fand in der Magenschleimhaut eines am 3. Lebenstag verstorbenen Kinde 150 kleinste Substanzverluste, in denen sich keinerlei Hämorrhagien fanden; bei der mikroskopischen Untersuchung zeigte sich, daß in den Arterien, und zwar besonders in der Adventitia, sklerotische Veränderungen vorlagen, deren Ursache allerdings nicht aufgedeckt werden konnte.

Außer durch Gefäßspasmen oder Gefäßwanderkrankungen können arterielle Stigmata auch durch Emboli oder Bakterienthromben entstehen. So nahm Rehn für einen Fall mit multiplen kleinen Substanzverlusten im Magen „Mikrokokkenembolien" als Ursache der Geschwürsbildung an, da er am Geschwürsgrund Kokken nachweisen konnte. Selbst wenn es sich in diesem Fall nicht um postmortale Veränderungen gehandelt hat (Baisch), muß ein solcher Entstehungsmodus der Geschwüre als ein sehr seltenes Vorkommnis bezeichnet werden.

Während die hämorrhagischen Erosionen und ischämischen Nekrosen vor allem im Magen gefunden wurden, hat man, wie schon erwähnt, die vereinzelten Geschwüre außer im Magen recht häufig auch im Duodenum angetroffen. Die solitären Ulcera sind meist wesentlich größer als die multiplen, wenn sie auch selten Linsengröße überschreiten. Sie greifen meist tiefer, bis zur Muscularis, ja selbst bis zur Serosa.

Auch die größeren Ulcera können infolge blutiger Infiltration einzelner Schleimhautstellen entstehen und lassen sich dann in ähnlicher

Weise erklären wie die kleinen Erosionen. Es war jedoch naheliegend, für die solitären Ulcera in erster Reihe embolische Vorgänge verantwortlich zu machen. Die erste eingehende Arbeit über diesen Gegenstand stammt von Landau. Er stellte sich vor, daß es bei zu früh abgenabelten und besonders bei asphyktischen Kindern — die Beziehungen zur Geburtsstauung kommen auch in dieser Theorie zum Ausdruck — infolge der ungenügenden Aspiration des Blutes in die Lungengefäße zur Thrombenbildung in der Nabelvene oder im Ductus Botalli kommen könne. Landau glaubte, daß von solchen Thromben stammende Gerinnsel durch den Botallischen Gang oder direkt aus diesem in die Aorta gelangen und im Gebiet der Arteria pancreatico-duodenalis embolische Nekrosen hervorrufen könnten. Diese Ansicht war nur theoretisch konstruiert, denn Landau hat zwar Thromben in der Nabelvene und am Grund des Geschwürs, aber keinen Embolus in der genannten Arterie nachweisen können. Die Theorie hat deshalb berechtigte Bedenken hervorgerufen. Widerhofer hält es für „geradezu unerklärlich, wie ein Embolus gerade in die Arteria pankreaticoduodenalis und nur in diese gelangen sollte, deren Abgang, Kaliber, Verlauf nach aller Erfahrung ein für Embolie so ungünstiger ist". v. Franqué hat an Stelle des komplizierten Weges, den Landau angenommen hat, später einen einfacheren in Erwägung gezogen. Er meint, daß ein in der Vena umbilicalis gebildetes Gerinnsel auf dem Wege einer retrograden Embolie direkt in die Pfortader und deren Wurzelgebiet gelangen könne. Daß Thromben in der Nabelvene sich bis zur Vena portae erstrecken können, hat schon Landau bei zwei Fällen beobachtet. Baisch äußert auch gegen die Franquésche Annahme Bedenken. Er weist darauf hin, daß der Ductus venosus Arantii zwar beim siebenmonatigen Embryo noch ein genügend weites Lumen besitzt, daß diese Kommunikation jedoch bei der reifen Frucht nur mehr $1/6$ des Kalibers der Pfortader beträgt und ihr geringes Lumen das Durchschlüpfen eines Thrombus nahezu unmöglich macht. Der Weg von der Nabelvene bis zu den Venenanfängen im Magen und Dünndarm ist übrigens auch dann noch ein langer und komplizierter; die Kraft, die einen Embolus gegen den Blutstrom so weit verschleppen sollte, müßte schon eine beträchtliche sein. v. Franqué glaubt, daß die heftigen krampfartigen Atem- und Schreibewegungen des Neugeborenen Druckschwankungen in den betreffenden Venenbahnen zur Folge haben könnten, die das Entstehen einer retrograden Embolie zu begünstigen imstande wären; aus der Seltenheit einer Thrombenbildung in der Nabelvene erkläre sich die Seltenheit der Melaena. Baisch wendet sich auch gegen eine solche Erklärung der retrograden Embolie; er sieht in ihr einen inneren Widerspruch der Franquéschen Theorie, da gerade bei kräftig schreienden Kindern in der Nabelvene kein Thrombus entstehe. Gundermann erhebt unter Hinweis auf Hochstetters Befunde von Klappen in den Magenvenen gegen die Möglichkeit einer retrograden Embolie Bedenken. Sollte auch die von Franqué gegebene Erklärung trotz dieser Einwände für einzelne Fälle zutreffen, so kommt der Hypothese doch sicherlich keine allgemeine Gültigkeit zu.

Daß der von Franqué für den Embolus angenommene Weg von der Nabelvene zum Duodenum für Bakterien gangbar ist, dafür spricht der Befund von Petroff, der nach experimenteller Infektion der Nabelschnur im Dünndarm Geschwüre nachweisen konnte. Eine Geschwürsbildung auf bakterieller Basis ist überhaupt auch bei den größeren Ulcerationen in Betracht zu ziehen, sei es, daß sie nach größeren Blutungen oder durch Bakterienembolien der Schleimhautgefäße zustande kommen, sei es daß sie Teilerscheinungen einer entzündlichen Darmerkrankung sind. Hier käme insbesondere auch die luetische Enteritis, resp. Arteriitis in Betracht.

Recht schwer deutbar sind die Befunde von anscheinend intrauterin entstandenen Geschwüren, über die mehrfach berichtet wird (Dietel, Bähreke, Wolfsohn, Holtschmidt u. a.). Man hat die intrauterine Genese nicht nur aus klinischen Symptomen erschlossen, wie aus dem Auftreten der Erscheinungen am ersten Lebenstag oder einer reichlichen Blutbeimengung zum Fruchtwasser, sondern aus der Anwesenheit von Blutpigment am Geschwürsgrund, von bindegewebigen Auflagerungen und Verdickungen in der Geschwürsgegend.

In einer experimentellen Studie über die Entstehung der Magen- und Duodenalgeschwüre bringt neuestens Gundermann Erklärungsversuche, die auch für die Melaena neonatorum Beachtung verdienen. Er fand nach partieller Leberausschaltung bei Kaninchen (durch teilweise Unterbindung der Pfortader) stets Blutungen und Geschwüre im Magen und Duodenum. Die Ursache der Geschwürsbildung sieht Gundermann in toxisch wirkenden Substanzen, die von dem geschädigten Leberanteil gebildet werden. Dieser Hypothese folgend könnte man dann alle Faktoren, die als Ursachen einer Leberschädigung in Betracht kommen, als mittelbare Veranlassung zur Geschwürsbildung im Magen-Darmkanal betrachten, also Zirkulationsstörungen (allgemeine Stauung, Thrombose und Embolien in der Leber), toxische und septische Momente. Auch die angeborene „Insuffizienz" der Leber könnte zur Erklärung herangezogen werden.

Ehe man sich die Frage vorlegt, wie die Ulcera entstehen, sollte man sich eigentlich fragen, ob durch die Geschwürsbildung allein überhaupt eine genügende Erklärung für die klinischen Erscheinungen der Melaena gegeben ist. Es wurde schon früher darauf hingewiesen, daß man die multiplen Magenerosionen bei der Sektion von Kindern findet, die während des Lebens keine Erscheinungen von Magen-Darmblutung gezeigt haben. Erfahrungen an älteren Individuen lehren, daß auch größere Geschwüre keineswegs immer mit Blutergüssen ins Darminnere verbunden sein müssen, wenigstens nicht mit solch foudroyanten, wie sie bei der Mel. neon. vorkommen. So steht z. B. beim Ulcus duodeni der Erwachsenen die Darmblutung durchaus nicht immer im Vordergrund des Krankheitsbildes; die Blutbeimengung zum Stuhl ist zwar diagnostisch wichtig, in der Mehrzahl der Fälle aber so geringgradig, daß sie erst bei Anstellung chemischer Proben erkannt wird. Auch die Duodenalulcera der atrophischen Säuglinge führen keineswegs immer zu ausgesprochenen Blutstühlen und werden deshalb intra vitam nur selten diagnostiziert. Das Ulcus ventriculi führt zwar häufig zu heftigem Blutbrechen, aber auch nicht in allen Fällen; und Blutstühle wie bei der Mel. neon. kommen bei Magengeschwüren im späteren Leben wohl nur ausnahmsweise vor.

Daß auch beim Neugeborenen Magengeschwüre ohne Melaena vorkommen, lehrt folgender Fall (5). Ein 2900 g schweres Kind (Spontangeburt in erster Hinterhauptslage) zeigt am 4. Tag tonische Krämpfe der Extremitäten, Zwerchfellkrämpfe mit Cyanose; Tod am 6. Tag. Bei der Obduktion findet sich eine leptomeningeale Blutung an der Hirnbasis, im pylorischen Teil des Magens ein frisches „Ulcus pepticum". Das Kind hatte weder Blut erbrochen, noch solches mit dem Stuhl ausgeschieden.

Man kommt auf Grund solcher Überlegungen zu gewiß nicht unberechtigten Zweifeln, ob in den Fällen, bei denen der Obduzent Magen- oder Darmgeschwüre findet, letztere wirklich immer als die alleinige oder auch nur als die wichtigste Blutungsquelle anzusehen sind. In diesem Zweifel wird man bestärkt, wenn man in Betracht zieht, daß es Fälle schwerster Melaena gibt, bei denen die anatomische Untersuchung des Darmes überhaupt keine sichtbare Blutungsquelle aufzudecken vermag. Solche Fälle sind wiederholt beschrieben worden (Baisch, Baginsky, Bar, Chrzanowski, Fuhrmann, Gendrin, Henoch, Holt, Hutinel, Kiwisch, Parrot, Ries-Finley, Schmorl, Schöppler, Schütze, Shukowski, Ströbel). Es hat fast den Anschein, als ob die Fälle mit negativem Obduktionsbefund häufiger vorkämen als die ulcerösen Formen. Baisch sah unter 14 Fällen nur einmal Geschwüre. Auch nach Holts Erfahrung werden Geschwüre nur in einer relativ kleinen Anzahl der Fälle gefunden. Shukowski, der die Häufigkeit der Geschwüre nach den vorliegenden Angaben mit etwa 45 Proz. berechnet, meint, daß auch diese Zahl vielleicht zu hoch gegriffen sei, da die Fälle mit positivem Obduktionsbefund den betreffenden Autoren wahrscheinlich mitteilungswerter erscheinen als jene mit negativem. Man findet in solchen Fällen bei der Obduktion Magen und Darm mit blutigem Inhalt erfüllt; doch läßt nach Entfernung desselben die abgespülte Schleimhaut entweder keinerlei Veränderungen erkennen, oder dieselben beschränken sich auf allgemeine Hyperämie, Injektion an umschriebenen Stellen oder punktförmige Hämorrhagien.

Wie die mikroskopischen Untersuchungen von Lövegren ergeben haben, können bei der makroskopischen Inspektion der Schleimhaut kleinere Substanzverluste leicht übersehen werden. Er fand bei zwei Fällen mit negativem Obduktionsbefund mikroskopisch nachweisbare oberflächliche Epitheldefekte neben Blutungen in der Drüsenschicht und in der Submucosa. Auch Pomorski hat in einem Fall durch die mikroskopische Untersuchung Geschwüre nachweisen können, wo bei der Obduktion nur punktförmige Blutungen zu sehen gewesen waren.

Streng genommen handelt es sich bei solchen Fällen mit nur makroskopisch als intakt imponierender Schleimhaut noch nicht um sogenannte **parenchymatöse Blutungen**, wie man die Blutungen ohne nachweisbare Gefäßverletzung zu nennen pflegt. Doch darf man wohl auch solche Fälle schon der dritten der eingangs erwähnten Formen von Blutaustritten aus den kleinen Gefäßen, den **Hämorrhagien per diapedesin**, zuzählen.

Nach Marchand gehören zu diesen Blutungen auch solche, die durch mechanische Ursachen zustande kommen, wie z. B. durch Stauung oder Verminderung des äußeren Druckes. Diese Art der Blutung durch Diapedese schließt sich mithin der durch Diärese zustande kommenden auf das engste an. Die Diapedese der roten Blutkörperchen durch die Gefäßwand tritt aber insbesondere dann leicht ein, wenn letztere durch **bakterielle oder toxische Einflüsse** geschädigt ist. Die Schädigung kann entweder in dem Sinne wirksam sein, daß die Wandungen der kleinen Gefäße zerreißlicher und brüchiger werden — also abermals eine Beziehung zur Diärese —, oder daß es tatsächlich zu einem Durchtritt von Blut durch die bloß in ihrer Struktur veränderten, aber sonst unverletzten Gefäßwandungen kommt. Im letztgenannten Fall müssen wohl immer auch Veränderungen im Blute vorliegen, die dasselbe diffusibler machen.

Eine ätiologisch scharf umschriebene Form der Blutungen auf infektiöser Basis sind die **syphilitischen Blutungen**. Es ist bekannt, daß bei der hereditären Syphilis die Blutgefäßwandungen sehr häufig erkrankt sind, und daß diese Veränderungen den Anlaß zu Gefäßzerreißungen und Blutaustritten geben können. Es ist jedoch noch nicht erwiesen, ob die sogenannte „Syphilis haemorrhagica neonatorum" als eine reine Form der Lues zu betrachten ist. Eine Reihe von Autoren, die in derartigen Fällen Eiterkokken im Blut gefunden haben, betrachten sie als eine Kombination mit Sepsis (Finkelstein). Es kann vorläufig nur die Tatsache konstatiert werden, daß Magen-Darmblutungen bei luetischen Neugeborenen wiederholt beobachtet wurden (Neumann, Esser, Joelsohn). Rach und Wiesner haben bei der luetischen Gefäßerkrankung unter anderem eine Obliteration der Vasa vasorum nachgewiesen, und in diesen spezifischen Veränderungen läßt sich jedenfalls mit größter Wahrscheinlichkeit die Veranlassung für eine Gefäßwandschädigung erblicken, die an sich das Zustandekommen von Blutaustritten begünstigt.

Zerreißungen kleinster Blutgefäße und Austritt von Blut aus denselben sind ein häufiges Symptom jener bakteriellen Allgemeinerkrankungen, die man als **septische** zu bezeichnen pflegt. Septische Hämorrhagien können in allen Geweben und an allen Körperteilen vorkommen, also auch in der Schleimhaut des Verdauungstraktes. Infolge solcher Blutaustritte können sich kleine Schleimhautdefekte und Geschwüre entwickeln in ganz derselben Weise, wie es früher für die Stauungsblutungen auseinandergesetzt wurde; und in ganz analoger Weise kann es auch zu stärkeren Blutergüssen in das Innere des Verdauungskanals kommen, die das klinische Bild der Melaena herbeiführen. Bakterielle Ursachen können ferner, wie schon betont, in der Weise zur Geschwürsbildung Veranlassung geben, daß im Blut kreisende Mikroorganismen zum embolischen Verschluß von Arterienästchen und zur Nekrose kleiner Schleimhautbezirke führen. Oder es kommt infolge entzündlicher Thrombose der venösen Gefäße zur Blutstauung in der Darmschleimhaut samt ihren Folgen; so beobachtete Schmorl im Verlauf einer Kolisepsis eine infektiöse Pfortaderthrombose, die zu enormer Blutstauung und zu hämorrhagischer Infarzierung des Dünndarmes geführt hatte. Endlich können die Mikroorganismen, resp. ihre Toxine, die Wandungen der kleinen Gefäße in der Weise verändern, daß sie nicht nur zerreißlicher, sondern auch durchlässiger werden, so daß eine Diapedese größeren Umfangs stattfinden kann. Schon Buhl hat darauf hingewiesen, daß bei der allgemeinen fettigen Degeneration der Organe die feineren Gefäße in Mitleidenschaft gezogen werden. Ist die Schleimhaut hyperämisch, so ist die Gelegenheit für den Austritt größerer Blutmengen durch die undichten Gefäße eine besonders günstige.

Die genannten Gefäßveränderungen können durch die verschiedenartigsten Mikroorganismen bewirkt werden. Gärtner glaubte seinerzeit in einem der Koli-Typhusgruppe angehörigen Stäbchen den „Melaenabacillus" entdeckt zu haben. Diese Annahme hat sich als irrig erwiesen; denn es wurde einerseits der Gärtnersche Bacillus in der Folgezeit nicht mehr gefunden, anderseits konnten bei der Melaena die verschiedensten Mikroorganismen aus dem Blute isoliert, resp. in der Darmwand oder in den inneren Organen nachgewiesen werden. Wenn die betreffenden Keime sich auch in vielen Fällen als fähig erwiesen, hämorrhagische Entzündungen hervorzurufen, so kann doch von irgend einer Spezifität der Melaenaerreger nicht die Rede sein. Man fand Strepto-, Staphylo- und Pneumokokken, B. coli, B. typhi, B. enteritidis, B. lactis aerogenes, B. pyocyaneus, B. pneumoniae, B. haemorrhagicus u. v. a. (v. Dungern, Baginsky, Bar, Neumann, Finkelstein, Orlowski, Tavel, Kilham und Mercelis, Nicholson, Röthler u. a.).

Die Einbruchspforten für die Erreger einer septischen Melaena können wahrscheinlich ebenso mannigfaltig sein, wie die der septischen Erkrankungen überhaupt. Die Infektion kann schon auf dem Wege des Placentarkreislaufs erfolgen. Als durch Placentarinfektion zustande gekommen darf man jedenfalls den von Nauwerk und Flinzer beschriebenen Fall ansehen. Die Autoren konnten aus dem Leichenblut eines am 2. Lebenstag unter Melaenaerscheinungen verstorbenen Kindes einen hochvirulenten Stamm von Paratyphus B isolieren, der von dem Blut der Mutter, die einige Wochen vor der Entbindung an heftigen Durchfällen gelitten hatte, agglutiniert wurde.

Czerny und Keller führen die Melaena neonatorum auf enterale Infektionen zurück, u. zw. wohl weniger deshalb, weil die betreffenden Sepsiserreger an ihrer Einbruchspforte lokale Veränderungen hervorrufen können, als vielmehr im Hinblick auf die dominierende Rolle, die der enterogenen Sepsis beim Neugeborenen überhaupt zukommt.

Wenn sich Blutbrechen und Blutstühle im Verlauf einer Enteritis einstellen, so gehen den Erscheinungen der Blutung Prodromalsymptome voraus: beharrliches Erbrechen, Diarrhöen, Koliken, Auftreibung des Abdomens, Temperatursteigerungen (Shukowski). Die Blutungen treten entweder infolge der Hyperämie der entzündeten Schleimhaut per diapedesin ein, oder es handelt sich um eine ausgesprochen hämorrhagische Gastro-Entero-Kolitis. Derartige Fälle weichen in ihrem klinischen Verhalten wohl schon sehr wesentlich von dem ab, was man als Melaena zu bezeichnen pflegt; die symptomatische Natur der Blutung ist hier ohne weiteres klar.

Nach den bisher vorliegenden Befunden darf man nicht daran zweifeln, daß im Verlauf und vielfach wohl auch infolge einer septischen Infektion des Neugeborenen Melaenasymptome auftreten können. Ob man aber, wie dies von mancher Seite geschieht, für alle Formen der Melaena eine bakterielle Ursache anzunehmen berechtigt ist, scheint doch noch nicht erwiesen zu sein. Es sind zwar in vielen Fällen, vielleicht in den meisten, die diesbezüglich untersucht wurden, Bakterien nachgewiesen worden, doch muß immerhin die Möglichkeit in Erwägung gezogen werden, daß sich die Sepsis in derartigen Fällen manchmal erst sekundär entwickelt. Die Gelegenheit für das Entstehen einer sekundären Sepsis ist bei der Mangelhaftigkeit der Scheidewand zwischen Blut und Darminnerem, wie man sie bei der Melaena anzunehmen berechtigt ist, gewiß eine besonders günstige. Bei positivem bakteriellen Blutbefund an der Leiche muß ferner in Betracht gezogen werden, daß Bakterien erst nach dem Tode ins Blut gelangen können: je mehr Zeit nach dem Tod bereits verstrichen ist, bevor die Untersuchung vorgenommen wurde, desto leichter ist eine Täuschung möglich. Dasselbe gilt von dem Bakterienbefund im Gewebe. Rehn und Baginsky haben am Grund von Geschwüren Bakterien gefunden, doch ist, wie Baisch mit Recht hervorhebt, auch in diesen Fällen eine postmortale Einwanderung keineswegs mit Bestimmtheit auszuschließen. Die Diagnose „septische Melaena" ist also auch bei der Obduktion und mit Zuhilfenahme bakteriologischer Untersuchungsmethoden oft nur schwer mit Sicherheit zu stellen. Und selbst wenn es sich herausstellen sollte, daß alle oder die meisten Melaenafälle septischen Ursprungs sind, müßte sich sofort die Frage aufdrängen, warum die Sepsis der Neugeborenen doch relativ so selten unter dem Bild der Melaena verläuft, und warum die septischen Erkrankungen im späteren Leben fast niemals zu derartig profusen Magen- oder Darmblutungen führen. Eine befriedigende Erklärung wäre mit dem Nachweis der septischen Genese also noch lange nicht gegeben.

Dieser Nachweis darf aber noch keineswegs als erbracht angesehen werden; im Gegenteil, — es spricht nicht nur das klinische Verhalten gegen eine solche Annahme (das häufige Fehlen von sonstigen klinischen Symptomen einer Sepsis, das oft ganz unvermutet rasche Schwinden der krankhaften Erscheinung selbst bei schweren Fällen, der Erfolg der Gelatine- und Blut-Serumtherapie), sondern es stehen den positiven bakteriologischen Befunden auch solche gegenüber, bei denen sich Blut und Organe als steril erwiesen (Schmorl, Baginsky, Unger, Schloß und Commiskey, Chrzanowski).

Es wurde schon betont, daß bei der septischen Melaena gewöhnlich nicht die Bakterien selbst zur Blutung Veranlassung geben, sondern daß wahrscheinlich die von ihnen gebildeten Toxine die Gefäßwand brüchiger oder durchlässiger machen. Es ist nun sehr wohl möglich, daß auch toxische Substanzen nicht bakterieller Abkunft in diesem Sinne wirken können. Es wäre z. B. denkbar, daß giftige Stoffwechselprodukte des mütterlichen Organismus, sogenannte Schwangerschaftstoxine, auf das Kind übergehen und hier zu Gefäß- und Blutveränderungen Veranlassung geben. Davis nimmt an, daß bei Leberinsuffizienz der Mutter eine Toxinämie sowohl im mütterlichen, als auch im kindlichen Organismus zustande kommen könne, die als Ursache von hämorrhagischen Erkrankungen des Kindes zu betrachten sei. Placentar- und Ovarialstoffe haben nach Halban im allgemeinen die Eigenschaft, Hyperämie und Hämorrhagie zu erzeugen. Man ist jetzt allgemein der Ansicht, daß die Mehrzahl der Vaginalblutungen, die bei neugeborenen Mädchen um die Mitte der ersten Lebenswoche vorkommen, auf dem Übergang derartiger Schwangerschaftssubstanzen beruhen; Zappert, der den Uterus eines Kindes mit Vaginalblutung histologisch zu untersuchen Gelegenheit hatte, fand im submucösen Gewebe blutstrotzende erweiterte Gefäße und an mehreren Stellen Blutaustritte. Es liegt keine Veranlassung vor, für die Hyperämie und Hämorrhagie in der Magen- und Darmschleimhaut analoge Ursachen abzulehnen.

Für die ätiologische Bedeutung mütterlicher Toxine spricht auch der Umstand, daß mit Blutungen einhergehende Erkrankungen, wie z. B. die großen Nebennierenhämatome wiederholt bei Kindern eklamptischer Frauen gefunden wurden. Raubitschek berichtete vor kurzem über pathologisch-anatomische Befunde bei zwei Kindern eklamptischer Frauen, deren wesentliche Eigentümlichkeit in zahlreichen Blutaustritten in den verschiedensten Organen bestand. Die roten Blutkörperchen dieser kleinsten Hämorrhagien erwiesen sich bei der mikroskopischen Untersuchung wohl erhalten und lagen im engen Anschluß an kleine Gefäße vielfach frei im Parenchym. Ausgesprochene Melaena scheint bei Kindern eklamptischer Frauen nicht gerade häufig zu sein, kommt jedoch vor (Fall 13 und 17).

Graham hat jüngst darüber berichtet, daß er durch Vergiftung trächtiger Tiere mit Chloroform bei den Jungen neben Zelldegeneration und Ikterus auch Hämorrhagien hervorrufen konnte. Möglicherweise besteht auch beim Kind eine erhöhte Disposition zu Blutungen, wenn die Mutter bei der Entbindung chloroformiert werden mußte. Vorläufig fehlen diesbezügliche Erfahrungen am Menschen und darf jedenfalls mit Bestimmtheit behauptet werden, daß die Melaena neonatorum meistens ohne vorausgehende Chloroformierung der Mutter eintritt. Von größerem Interesse ist der Schluß, den Graham aus seinen Experimenten zieht, daß nämlich die pathologischen Veränderungen ganz im allgemeinen auf Sauerstoffmangel zurückzuführen sind. Das relativ häufige Vorkommen der Melaena nach langdauernden Geburten und bei Kindern, die post partum asphyktisch waren, könnte nach dieser Auffassung außer der mechanischen auch eine chemische Ursache haben.

Die mannigfachen Momente, die nach dem Gesagten für den Austritt von Blut in das Darmlumen verantwortlich gemacht werden können, und für deren tatsächliche Bedeutung der klinische und anatomische Beweis größtenteils erbracht werden konnte, bestehen, um kurz zu resümieren, im wesentlichen entweder in einer **Verletzung der Gefäßwand** infolge **Zerreißung** (reine Stauungsblutungen, Brüchigkeit der Gefäße bei Erkrankungen derselben) oder **Arrosion** (bei Geschwüren, die sich auf dem Boden von Blutextravasaten oder von anämischen, resp. embolischen Nekrosen entwickeln), oder in einer **Schädigung der Gefäßwand durch Toxine bakterieller oder nicht bakterieller Abkunft**, die zur Diapedese roter Blutkörperchen Veranlassung gibt. Liegt kein sichtbarer Epitheldefekt vor, so muß man annehmen, daß entweder nur mikroskopisch sichtbare Dehiszenzen im Epithel vorhanden sind, oder daß letzteres krankhaft (degenerativ) verändert ist und für das subepithelial aus den Gefäßen austretende Blut durchlässig geworden ist. Der Austritt von Blut ins Magen- oder Darminnere kann auf diese Weise in befriedigender Weise motiviert werden. Wenn man genau überlegt, muß man jedoch zur Überzeugung kommen, daß in den genannten Faktoren der Schlüssel zum vollen Verständnis des klinischen Symptomenbilds der Melaena noch keineswegs gegeben ist. Es wurde schon erwähnt, daß wir bei sehr vielen Kindesleichen in der Magen-Darmschleimhaut nicht bloß Stauungsblutungen, sondern auch die verschiedenartigsten Geschwüre finden, ohne daß die betreffenden Kinder Melaenasymptome gezeigt haben, und daß die septischen Erkrankungen jedenfalls nur in einer verschwindenden Minderzahl mit stärkeren Magen-Darmblutungen einhergehen. Alle die genannten Momente erklären uns zwar die Blutung als solche, aber keineswegs immer das oft geradezu hemmungslose Nachbluten, das nur bei den relativ leichten Fällen durch die Hyperämie allein hinlänglich motiviert werden kann. Die mächtigen Blutergüsse, die das charakteristische Bild der schweren Melaena ausmachen, und die zur anatomisch nachweisbaren Gefäßverletzung meist in einem ganz beträchtlichen Mißverhältnis stehen, bedürfen unbedingt einer weiteren Erklärung. Schon die Tatsache dieses Mißverhältnisses und die klinische Beobachtung weisen darauf hin, daß Veränderungen in der Gerinnbarkeit des Blutes bestehen müssen.

O. Schloss und Commiskey haben in 10 Fällen von „hämorrhagischer Erkrankung der Neugeborenen" die Gerinnungszeit des Blutes untersucht und nebenstehende Resultate erhalten.

Die Veränderungen der Blutgerinnung sind nach diesen Befunden in den einzelnen Fällen recht verschiedene: 4 Fälle zeigen eine etwa normale, 2 Fälle eine mäßig, 2 weitere eine beträchtlich verlängerte Gerinnungszeit. Zweimal trat

	Gerinnungszeit während der hämorrhagischen Erkrankung	Gerinnungszeit nach der Heilung	Nachblutung bei Einstichen in die Haut
1.	+ 90 Min.	4 Min.	+
2.	+ 30 „	3—4 „	+
3.	9 „	$8^1/_2$ „	—
4.	$5^3/_4$ „	7 „	+
5.	9 „	$3^3/_4$ „	+
6.	$3^1/_2$ „	—	—
7.	6 „	—	—
8.	10—45 „	—	—
9.	20 „	5 „	—
10.	5 „	—	—

eine Gerinnung erst nach längerer Zeit ein oder blieb überhaupt aus. Die Verschiedenheit der Befunde entspricht, wie später auseinandergesetzt werden soll, vollkommen den klinischen Verlaufstypen der Melaena.

Der interessante Befund einer Verlängerung der Gerinnungszeit bei der Melaena neonatorum wurde kürzlich auch von Lövegren in einem Falle erhoben. Ich selbst hatte Gelegenheit, mittels der zwar nur für grobe Vergleiche ausreichenden, zur Orientierung aber sehr geeigneten Methode von Michiels folgenden Fall zu untersuchen:

(6.) Bei einem etwas zu früh geborenen Kind von 2490 g Geburtsgewicht traten (nach spontaner Geburt, ohne Asphyxie) wenige Stunden post partum reichlich massige Darmblutungen auf, die bis zum 3. Lebenstag mit unveränderter Intensität andauerten und nach zweimaliger Injektion von je 16 bis 18 ccm Normal-Pferdeserum allmählich aufhörten: das Kind schied gegen Ende der 1. Woche normal gefärbte Milchstühle aus. In den ersten Tagen waren vereinzelte tiefliegende subcutane Hämorrhagien sichtbar. Kein Fieber, Ikterus vom 1. bis 6. Lebenstag, Gewichtsminimum am 3. und 4. Tag (2300 g), dann Zunahme (am 9. Tag 2400 g). Die Gerinnungszeit des Blutes betrug am 1. Tag 20, am 3. $15^1/_2$, am 4. $18^1/_2$ Minuten, merkwürdigerweise am 8. Tage, also nach völligem Aufhören der Blutung, noch immer 6 Minuten.

In derartigen Fällen müssen die zur Blutgerinnung notwendigen Substanzen entweder vollkommen fehlen, oder in unzureichender Menge vorhanden sein. Whippel hat nachweisen können, daß manchmal ein absoluter Mangel des Prothrombins, also eines der wichtigsten Faktoren der Blutgerinnung, vorliegt. Dort, wo der Gerinnungsvorgang nicht wesentlich alteriert ist, vermuten Schloss und Commiskey eine lokalisierte Erkrankung der Gefäßwand, die ein Fehlen oder eine mangelhafte Produktion von Thrombokinase zur Folge haben könnte.

Die Ursachen solcher chemischer Veränderungen im Blut sind uns noch völlig dunkel. Wahrscheinlich sind auch hier toxische oder auch septische Momente von Bedeutung. Baldassari sieht in der Melaena neonatorum eine „Reaktionsform auf verschiedene Krankheitserreger mit ähnlichen Erscheinungen, herrührend von Veränderungen des Blutes, die der Organismus beim Übergang vom intra- ins extrauterine Leben erleidet". So viel steht jedenfalls fest, daß wir es mit einem passagären Zustand zu tun haben, der mit der echten Hämophilie in keinem Zusammenhang steht. Hereditäre Einflüsse scheinen zwar eine gewisse Rolle zu spielen; — bei einigen Kindern hat die Anamnese ergeben, daß eines der Eltern an schwer stillbaren Blutungen gelitten habe (Kosminski, Salzmann, v. Winckel, Waeber, Hermary), auch liegen Beobachtungen über Melaenafälle bei mehreren Kindern derselben Mutter sowie bei Zwillingen vor (I. Fischer, Pittfield, Wolff), Beobachtungen, die die Annahme einer ererbten Disposition gerechtfertigt erscheinen lassen. Da jedoch sicherlich in der weitaus überwiegenden Mehrzahl der zur Heilung gelangenden Fälle mit dem Aufhören der Krankheitssymptome auch die Neigung zu Blutungen schwindet, so kann es sich nicht um die echte Hämophilie handeln, die den Menschen durchs Leben begleitet (und bekanntermaßen auch gewöhnlich erst im späteren Alter manifest wird), sondern um vorübergehende, „hämophile" Eigenschaften des Blutes, wie wir sie in ähnlicher Weise bei jenen Erkrankungen des älteren Kindes wiederfinden, die man unter dem Begriff der hämorrhagischen Diathese zusammenfaßt.

Die Herabsetzung der Gerinnbarkeit des Blutes, die die schweren Melaenafälle kennzeichnet, findet sich beim Neugeborenen auch während anderer mit Blutungen einhergehender Erkrankungen, bei der unstillbaren Omphalorrhagie, bei der profusen Epistaxis, bei manchen Fällen von Nebennierenhämatomen. Wir haben in dieser Form der Melaena einen Repräsentanten oder eine Teilerscheinung jener Krankheitsgruppe vor uns, die von amerikanischen Autoren unter der Bezeichnung „Hemorrhagic diseases of the new-born" zusammengefaßt werden und deren Gemeinsames in der Neigung zu schwer stillbaren Blutungen besteht. Die Blutergüsse können entweder bloß an einer Körperstelle oder multipel auftreten.

Ein Beispiel dieser Erkrankungen habe ich in meiner Monographie über „die Krankheiten des Neugeborenen" mitgeteilt und abgebildet. Ein im allgemeinen gesundes, kräftiges Kind zeigt in den ersten Lebenstagen mächtige Suffusionen mit Nachblutung im Bereich der Kopfgeschwulst, Nasenbluten, Darmblutungen, Hautblutungen bei ausgesprochener Herabsetzung der Gerinnbarkeit des Blutes, die sich in langdauerndem Nachbluten aus einer kleinen, von einer Blutuntersuchung herrührenden Stichwunde zu erkennen gibt, intensiver Ikterus mit Bilirubinurie. Rasches spontanes Sistieren der Blutungen am Ende der ersten, Schwinden des Ikterus im Verlauf der zweiten Woche. Dauerheilung.

B. Die klinischen Erscheinungsformen der Melaena neonatorum.

Wie eingangs erwähnt, sind die Versuche einer Einteilung der Melaenaerkrankungen nach ätiologischen Gesichtspunkten für die klinischen Bedürfnisse so lange unbrauchbar, als die Ätiologie nicht geklärt ist.

Man könnte etwa primäre und sekundäre Erkrankungen unterscheiden, oder, wie dies häufig geschieht, idiopathische und symptomatische Formen. Doch kommt man mit solchen Bezeichnungen am Krankenbett bald in Verlegenheit. Als symptomatische Melaena bezeichnet man nämlich gewöhnlich die im Verlauf einer Allgemeinerkrankung auftretenden Formen, also z. B. die Magen-Darmblutungen bei der Sepsis. Von manchen Autoren werden aber nun die Melaenaerkrankungen überhaupt als Äußerungen einer septischen Infektion aufgefaßt. Wenn dies auch sicherlich zu weit gegangen ist, so gibt es doch ohne Zweifel septische Melaenaformen ohne sonstige Sepsissymptome. Man müßte mithin die Differentialdiagnose von einem intra vitam vorgenommenen bakteriologischen Blutbefund abhängig machen, um einigermaßen sicher zu gehen, — eine Forderung, die für den Arzt natürlich meist unerfüllbar ist.

Wenn man sich ohne Berücksichtigung der Ätiologie ausschließlich an die klinischen Krankheitsbilder hält, so fallen gewisse Verschiedenheiten in den Erscheinungsformen und im Verlauf der Melaenaerkrankungen auf, die vor allem von der Zeit ihres Auftretens abhängig zu sein scheinen. Wenn man die ersten 2 bis 3 Lebenswochen als Neugeborenenperiode bezeichnet, und dementsprechend die während dieses Lebensabschnittes vorkommenden Blutungen aus dem Verdauungstrakt als Melaena neonatorum, so kann man innerhalb dieser Krankheitsgruppe Früh- und Spätformen unterscheiden. Die Frühformen entsprechen ungefähr dem, was man als idiopathische Melaena zu bezeichnen pflegt, als Magen-Darmblutung ohne sonstige, auf eine spezifische Erkrankung hinweisende Symptome. Diese Formen treten kaum jemals später als innerhalb der ersten 4 bis 5 Lebenstage auf. Die Spätformen, die besonders während der 2. Lebenswoche vorkommen, sind meist ausgesprochen symptomatisch und, wie gleich bemerkt werden soll, fast immer septischer Provenienz.

1. Die Frühformen.

Es hat sich gezeigt, daß die Gerinnbarkeit des Blutes nicht bei allen Fällen von Melaena neonatorum herabgesetzt ist. Da sich die schwere Gerinnbarkeit des Blutes auch klinisch sehr deutlich zu erkennen gibt und für den Verlauf und die Prognose der Erkrankung von allergrößter Bedeutung ist, scheint dieses Symptom sehr geeignet, um die klinischen Typen der Melaena zu gruppieren. Wir unterscheiden also Frühformen ohne — oder wenigstens ohne wesentliche — Herabsetzung der Gerinnbarkeit des Blutes und solche mit stark herabgesetzter Gerinnbarkeit. Die erste Gruppe zeichnet sich durch einen im allgemeinen gutartigen Verlauf aus, wenigstens insofern, als die Kinder nicht an der Blutung als solcher zugrunde gehen; man kann sie dementsprechend als benigne Formen bezeichnen. Die zweite Gruppe ist durch massenhafte Entleerungen schwer gerinnbarer Blutmassen charakterisiert. Sie ist, wie früher erwähnt, eine Repräsentantin der sogenannten hämorrhagischen Erkrankungen des Neugeborenen, die, ohne der echten Hämophilie zuzugehören, doch als eine Art temporärer Hämophilie imponieren; man kann sie deshalb kurz die hämophile Form der Melaena neonatorum nennen. Eine scharfe Trennung der beiden Gruppen ist natürlich nicht möglich, doch lassen sich in dieser Weise die beiden Haupttypen der Frühmelaena in befriedigender Weise kennzeichnen.

a) Die benignen Frühformen der Melaena neonatorum.
(Mit normaler oder wenig herabgesetzter Gerinnbarkeit des Blutes.)

Bei manchen Kindern erscheinen nach Entleerung des Meconiums oder noch während der Meconiumperiode oft ziemlich unvermutet ausgesprochen bluthaltige Stühle. Sie haben eine schwarzrote, rötlich-braune oder schokoladebraune Farbe, die sich von dem Schwarz-grün des Frühmeconiums und dem Dunkelbraun des Spätmeconiums oder Übergangsstuhles deutlich unterscheidet. Obwohl sich in solchen Fällen nur selten ein von flüssigem Blut herrührender roter Hof in der Windel zeigt, ist der Stuhl meist ohne chemische Proben sofort als bluthaltig zu erkennen. Stellt man irgendeine chemische Blutprobe an, so fällt sie stark positiv aus. Die Konsistenz der Stühle ist gewöhnlich nicht mehr so zähe wie die des Meconiums, sondern mehr dickbreiig, da sich das geronnene Blut mit dem übrigen Darminhalt vermengt. Die Entleerungen sind zuweilen ziemlich massig, jedenfalls immer wesentlich substanzreicher wie ein Hungerstuhl, der ihnen in der Färbung oft recht ähnlich ist. Die Blutstühle sind selten geruchlos; gewöhnlich haben sie den charakteristischen, unangenehmen Geruch von mehr oder minder zersetztem Blut. Die Zahl der bluthaltigen Stühle ist gewöhnlich keine erhebliche, etwa 3 bis 4 täglich, selten mehr. Die Blutausscheidung dauert 1 bis 3 Tage an; eine längere Blutung gehört bei den in Rede stehenden Formen wohl zu den Ausnahmen. Meist verlieren die Stühle ihren rötlichen Farbenton und werden dunkelrauchbraun; man kann dann annehmen, daß die Blutung zum Stillstand gekommen ist und daß die Melaena bald vorüber sein dürfte. Die Blutbeimengung zum Stuhl kann auch ganz plötzlich verschwinden, wie in dem folgenden Fall, der als Typus der benignen Frühmelaena gelten kann.

(7.) 4060 g schweres Kind einer Zehntgebärenden; Spontangeburt in 2. Hinterhauptslage nach 18½ stündiger Wehentätigkeit. Am Ende des 2. Lebenstages nach Entleerung des Meconiums 2 typische, rotbraune, übelriechende Melaenastühle, am 3. Tag 4, am 4. 6, am 5. noch 2 bluthaltige Stühle, die letzten rauchbraun. An den letzten Melaenastuhl schließt sich nach einem Intervall von wenigen Stunden (ohne jede Therapie) ein gelbbrauner Milchstuhl; von nun an gewöhnliche Brustmilchstühle. Gewichtsabnahme sehr beträchtlich; das Kind nimmt auch nach Aufhören der Blutungen noch an Gewicht ab, so daß es am 8. Lebenstag mit 3780 g entlassen wird. Allgemeinaussehen und Nahrungsaufnahme (an der Mutterbrust) wenig beeinträchtigt. Am 5. Tag rasch vorübergehende Vaginalblutung. Kein Fieber, keine Untertemperaturen,

In den leichtesten Fällen beschränken sich die Blutbeimengungen bloß auf 1 bis 2 Stühle; es sind dies die Formes frustes der Melaena.

(8.) Ein 2750 g schweres Kind, das wegen protrahierter Geburtsdauer und terminaler Wehenschwäche mittels Zange entwickelt wurde, schied am 2. Lebenstag einen ganz typischen, ziemlich massigen Melaenastuhl aus; am folgenden Tag war von einer Blutbeimengung zum Stuhl nichts mehr zu bemerken; dieser hatte jetzt das gewöhnliche Aussehen eines Hungerstuhls. Das Kind zeigte keinerlei mit der Blutung in Zusammenhang stehende Störungen.

Die benignen Melaenaformen scheinen relativ häufig bei frühgeborenen Kindern vorzukommen, wahrscheinlich deshalb, weil hier die leichte Zerreißlichkeit der Gefäße, sowie die bei solchen Kindern häufiger vorkommenden Cyanoseanfälle prädisponierend wirken können.

(9.) So schied ein 1900 g schweres Kind vom 3. bis 5. Lebenstag 6 typische Melaena-Stühle aus. Das Kind trank dabei an der sehr leicht gebenden Mutterbrust und hatte eine geradezu ideale Gewichtskurve.

(10.) Ein anderes frühgeborenes Kind von 1550 g Geburtsgewicht (23stündige Geburtsdauer) erbrach am 2. Tag frisches Blut und Blutgerinnsel und hatte 2 typische Blutstühle. Weitere Blutungen traten nicht ein. Das Kind wurde mit abgepumpter Muttermilch aus der Flasche gefüttert und trank ganz gut. Es verlor bis zum Ende der 1. Woche 170 g an Gewicht.

(11.) Eine 650 g schwere Frühgeburt aus dem 6. Schwangerschaftsmonat, die 5 Tage lang am Leben erhalten wurde (Tod infolge Aspiration von Erbrochenem) entleerte am 3. Lebenstag zwischen zwei Meconiumportionen einen schwarzroten, zähen Blutstuhl.

Bisweilen steht auch bei der benignen Form der Frühmelaena das Bluterbrechen im Vordergrund des Krankheitsbildes. Das Erbrochene hat eine frischrote oder braune Farbe. Der Stuhl ist im Beginn der Erkrankung frei von Blutbeimengungen, doch treten solche nach einigen Stunden oder am folgenden Tag in der Regel auf; an der dunkelbraunen Farbe erkennt man meist sofort, daß es sich um Blut handelt, das aus den obersten Abschnitten des Verdauungskanals stammt.

(12.) Ein 3300 g schweres, in Hinterhauptslage spontan geborenes Kind beginnt am 2. Tag wiederholt dunkelbraunes Blut zu erbrechen. Die Hämatemesis ist am 4. Tag vorüber; an diesem Tag ist der Stuhl ausgesprochen bluthaltig, riecht auch deutlich nach zersetztem Blut. Das Kind saugt nicht an der Brust, obzwar dieselbe reichlich sezerniert, und muß mit abgepumpter Milch gefüttert werden. Am 4. und 5. Tag transitorisches Fieber bis 38,5, Gewichtsverlust am 4. Tag = 270 g, bis zum 8. Tag keine Zunahme.

Der klinische Verlauf der benignen Melaena ist recht wenig prägnant. Bei stärkerer Blutung kann der Blutverlust an sich das Gedeihen des Kindes beeinträchtigen und die Ursache einer mangelhaften Gewichtszunahme oder eines abnormen Gewichtsverlustes sein; oft bleibt jedoch die Gewichtskurve von der Blutung ganz unbeeinflußt. Erheblichere Grade von Anämie pflegen sich nicht einzustellen. Fieber kommt vor, doch ist es in Anbetracht des in den ersten Lebenstagen so häufig zu beobachtenden transitorischen Fiebers sehr fraglich, ob die Ursache der Temperatursteigerung in der zur Blutung führenden Erkrankung zu sehen ist. Man hat überhaupt den Eindruck, als ob den vorübergehenden Blutausscheidungen oft weniger die Bedeutung einer Erkrankung, als vielmehr bloß die eines Symptoms zukomme. Die Begleiterscheinungen dieses Symptoms können natürlich ungemein variabel sein, und müssen mit letzterem durchaus nicht immer in kausalem Zusammenhang stehen.

Die Ursachen der beschriebenen Melaenaformen liegen jedenfalls in erster Linie in kleinen Gefäßverletzungen, Stauungsblutungen, Erosionen, Geschwüren, zuweilen wohl auch in septischen und toxischen Hämorrhagien. Da die verletzten Gefäße klein sind, kommt die Blutung meist bald zum Stillstand. Dauert sie längere Zeit an, so hat dies wahrscheinlich in der Hyperämie der Schleimhaut, in längerem Andauern von Stauungszuständen oder in der Multiplizität der Blutungsquellen seinen Grund; gelegentlich mag wohl auch ein größeres Gefäßchen verletzt sein.

In solchen Fällen kann die Blutung, auch ohne daß die Gerinnbarkeit des Blutes wesentlich beeinträchtigt ist, einen bedrohlichen Charakter annehmen, das Leben des Kindes gefährden oder doch die Veranlassung für die Entstehung einer starken Anämie sein. Im allgemeinen muß die Prognose jedoch als günstig bezeichnet werden. Wenn eine Magendarmblutung vom Charakter der geschilderten Melaenaform im Rahmen einer mit multiplen Blutungen einhergehenden Sepsis auftritt, — es ist ein solches Vorkommnis natürlich auch in den ersten Lebenstagen möglich, — so ist die Aussicht natürlich schlecht. Fehlen aber sonstige Zeichen einer Allgemeinerkrankung, so darf man beim neugeborenen Kinde das Erscheinen eines bluthaltigen Stuhles, wenn derselbe kohärent ist und sich nicht allzuhäufig wiederholt, oder eine geringgradige Hämatemesis in der Regel als wenig bedrohliche Symptome auffassen und sich bezüglich einer einzuleitenden Therapie abwartend verhalten.

b) Die hämophile Frühform der Melaena neonatorum.
(Mit herabgesetzter Gerinnbarkeit des Blutes.)

Während bei den benignen Formen die Blutung keinen bedrohlichen Umfang annimmt und bald zum Stillstand kommt, setzt sie bei den schweren Formen meist sofort mit großer Heftigkeit ein und dauert trotz der Geringfügigkeit der bei der Obduktion nachweisbaren Gefäßverletzungen oder gänzlichen Fehlens von solchen in unverminderter Intensität an. Auch hier fällt der Beginn der Blutung auf die allerersten Lebenstage, am häufigsten auf den 2. Tag. Nach dem 5. Tag tritt die klinisch als idiopathisch imponierende, hämophile Form kaum mehr auf. Das Blut kann sowohl erbrochen als mit dem Stuhl abgeführt werden. Isolierte Hämatemesis ist selten; denn es gelangt auch bei ausschließlichem Sitz der Blutungsquelle im Magen von dem schwer gerinnenden Blut meist doch so viel in den Darm, daß es nach einiger Zeit im Stuhl erscheint. Bisweilen bestehen ausgesprochene Magen- und Darmblutungen nebeneinander.

Die nebenstehende Übersicht von Vassmer (nach Angaben der Literatur), die allerdings auch benigne Formen einbezieht, orientiert über die Art der Blutung, über Beginn und Dauer der Erkrankung.

Das, was der hämophilen Form das typische Gepräge verleiht, ist der profuse Charakter der Blutung. Das Erbrochene kann aus reinem, dünnflüssigem, ziemlich hellrotem Blut bestehen, dem nur wenige Blutgerinnsel und zuweilen etwas Schleim beigemengt ist. Als ein Beispiel von unstillbarem Bluterbrechen kann der folgende Fall dienen:

(13.) 2400 g schweres Kind einer Erstgebärenden mit eklamptischen Anfällen. Schwere Asphyxie post partum. Am 3. Lebenstag beginnt das Kind Blut zu erbrechen, bald bräunlich, bald ziemlich hellrot gefärbt und in großen Mengen. Das Erbrechen dauert in unverminderter Heftigkeit bis zu dem am 5. Lebenstag ein-

Blut	Beginn	Dauer
6 mal nur im Erbrochenen	2 mal 1. Tag 2 mal 2. Tag	
20 mal nur im Stuhl	1 mal intra partum 3 mal 1. Tag 9 mal 2. Tag 5 mal 3. Tag 1 mal 4. Tag 1 mal 5. Tag	7 mal 1 Tag 1 mal 1½ Tage 7 mal 2 Tage 3 mal 4 Tage
32 mal im Erbrochenen und Stuhl	8 mal 1. Tag 16 mal 2. Tag 7 mal 3. Tag 1 mal 4. Tag 1 mal 5. Tag 1 mal 10. Tag	1 mal 11 Stunden 4 mal 1 Tag 12 mal 2 Tage 6 mal 3 Tage 5 mal 4 Tage 1 mal 5 Tage

tretenden Tode an; jeder Versuch, dem Kind Nahrung einzuflößen, löst sofort gußweises Blutbrechen aus; im Stuhl tritt das Blut erst am 4. Tag auf. Untertemperaturen. Gewichtsverlust bis 2150 g. Rasch eintretende schwere Anämie. Sklerem. Am Tage vor dem Tod tiefe Hautblutungen in der Kreuzgegend. Die Obduktion ergibt mehrfache kleine hämorrhagische Erosionen in der Magenschleimhaut und profuse Blutung im Magen-Darmtrakt mit beträchtlicher Auftreibung des letzteren. Aspiration von Blut in den Lungen. Allgemeine hochgradige Anämie der inneren Organe.

Die Blutstühle imponieren durch ihre Massigkeit und Häufigkeit. Sie bestehen aus dünnbreiigen oder fast flüssigen dunkelroten Massen von meist recht üblem Geruch. Ist eine kohärente Stuhlmasse vorhanden, so ist sie in der Windel von einem breiten roten Flüssigkeitshof umgeben. Das Kind liegt, so oft man es aufwickelt, in einem Schlamm von blutigem Darminhalt. Bisweilen sickert das Blut in dünnflüssigem Zustand aus dem After hervor, so daß die Wäsche stets von neuem mit Blut durchtränkt wird.

Die Folge dieser oft ganz enormen Blutverluste macht sich in einer rasch eintretende Anämie bemerkbar, die ganz exorbitante Grade annehmen kann. Die Haut gleicht bisweilen der Farbe von lichtem Wachs, manchmal geradezu von Papier, die sichtbaren Schleimhäute differieren in ihrer Färbung oft kaum mehr von der umgebenden Haut. Es ist nichts anderes wie ein allmähliches Verbluten: immer von neuem fließt dünnes, zuletzt fast wässeriges Blut aus Mund, Nase und After hervor, bis das Leben erlischt. Auch in jenen Fällen, bei dem die Blutung spontan oder dank der eingeleiteten Therapie nach einiger Zeit zum Stillstand kommt, ist die Anämie meist eine sehr beträchtliche und kann wochen- und monatelang bestehen bleiben.

Ikterus kann in mehr oder minder ausgesprochenem Grade bestehen, doch pflegt er sich nicht selten auf eine leichte Gelbtönung der Haut zu beschränken oder auch völlig zu fehlen, offenbar deshalb, weil die Hauptmenge des zur Gallenfarbstoffbildung verwendbaren Blutfarbstoffes in den Verdauungstrakt ergossen und nach außen entleert wird.

Die Körpertemperatur ist im Beginn der Erkrankung nicht selten erhöht. Subfebrile und selbst febrile Temperatur sind nichts Ungewöhnliches, doch ist das Fieber meist nur vorübergehend. Ob es eine spezielle Äußerung des vorliegenden Krankheitsprozesses ist, oder ob auch hier bloß ein zeitliches Zusammentreffen mit dem transitorischen Fieber vorliegt, ist schwer zu unterscheiden. Gar nicht selten ist die Temperatur auch vollkommen normal, und zwar auch bei kräftigen Kindern, bei denen weder eine Konstitutionsschwäche, noch der stattgehabte Blutverlust für das Ausbleiben einer Temperatursteigerung verantwortlich gemacht werden kann. Nach starken Blutverlusten sinkt die Körpertemperatur meist auf subnormale Werte.

Czerny und Keller berichten über Blutveränderungen bei der Melaena, bestehend in glykogener Entartung der Leukocyten und Vermehrung der Blutplättchen. Unger fand in einem Fall keine jodophile Reaktion der Leukocyten.

Die Nahrungsaufnahme wird in den schweren Fällen durch die Somnolenz und Schwäche, die sich nach starken Blutverlusten bald einstellt, gewöhnlich in hohem Grade beeinflußt. Das Körpergewicht sinkt oft rapid ab. Der Gewichtsverlust ist in der Regel beträchtlich größer als es der gewöhnlichen physiologischen Abnahme entspricht.

Die Blutungen bleiben in vielen Fällen, vielleicht in den meisten, auf den Verdauungstrakt beschränkt; doch treten bisweilen auch an anderen Körperstellen Hämorrhagien auf: in der Mundschleimhaut, am Gaumen, aus der Nase, in den inneren Organen; auch Hautblutungen kommen vor.

Als klinische Beispiele können der oben erwähnte Fall (6) mit verlängerter Gerinnungszeit und die durch Seruminjektion günstig beeinflußten Fälle (15 bis 17) dienen. Auch der folgende Fall (14), dessen weiterer Verlauf leider nicht verfolgt werden konnte, gehört hierher. 3200 g schweres Kind einer Zweitgebärenden. Am 3. Tage einsetzende heftige Darmblutungen, die durch Gelatineinjektionen unbeeinflußt bleiben. Starke Nachblutung an der Injektionsstelle. Ausgebreitete Hämorrhagien am Gaumen. Fieber bis 39,1, schwere Anämie. Die Stühle bleiben bis zum 6. Tag bluthaltig, doch ist an diesem Tag in der Windel kein blutiger Hof mehr zu sehen. Das Kind wird bei sehr schlechtem Allgemeinaussehen entlassen.

Die Dauer dieser Melaenaformen schwankt etwa zwischen 1 bis 5 Tagen. Die Schwere der Erkrankung prägt sich nicht so sehr in der Dauer als vielmehr in der Intensität und Häufigkeit, sowie in dem profusen Charakter der Blutungen aus; das entscheidende Moment liegt in dem Grad der Herabsetzung der Gerinnbarkeit. Die Prognose ist bei der hämophilen Frühform der Meläna sehr ernst, aber keineswegs ausgesprochen ungünstig. Die Therapie spielt hier wahrscheinlich eine höchst bedeutsame Rolle.

Die Ätiologie wurde bereits früher erörtert. Es sei nur nochmals hervorgehoben, daß das Wesentliche hier nicht in der anatomisch nachweisbaren Gefäßverletzung, sondern in chemischen Veränderungen des Blutes gelegen ist, über deren Ursachen wir aber noch ganz im unklaren sind. —

Die vorliegenden Mortalitätsstatistiken geben bezüglich der Prognose kein klares Bild, da durch die Einbeziehung leichterer Fälle das Sterblichkeitsprozent natürlich wesentlich herabgedrückt wird. Die Gesamtmortalität der Melaena neonatorum beträgt nach den vorliegenden Berechnungen etwa 50 Proz.

Es scheint prognostisch von Bedeutung zu sein, ob das Blut erbrochen oder mit dem Stuhl ausgeschieden wird. Vassmer berechnet für die Fälle von Hämatemesis eine Mortalität von 83,3 Proz., während sie bei gleichzeitiger Darmblutung nur 35,1 Proz., bei ausschließlicher Blutung aus dem Darm nur 10 Proz. beträgt.

Mortalitätstabelle.
(Nach Shukowski.)

Dusser und Oui . . . 55 Proz.	Townsend . . . . 79 Proz.
Minot . . . . 84 „	Silbermann . . . . . 56 „
King . . . . 35 „	Anders . . . . 56 „
Rillier . . . . 47 „	Shukowski . . . . . . 62 „
Tarnier . . . . 50 „	Vassmer . . . . 42,8 „

Auch bezüglich der Häufigkeit der Melaena ist den statistischen Zusammenstellungen kein allzu großer Wert beizumessen.

Nach	Hecker und Buhl	kommen auf	4000	Geburten	8 Fälle
„	Spiegelberg	„	„ 5000	„	2 „
„	Leopold	„	„ 7000	„	2 „
„	Genrich	„	„ 2800	„	1 Fall
„	Oswald	„	„ 6500	„	5 Fälle
„	Unger	„	„ 6000	„	9 „

Die leichten Fälle sind jedenfalls wesentlich häufiger als die schweren. Die hämophile Form der Melaena gehört sicherlich zu den seltenen Erkrankungen des Neugeborenen.

2. Die Spätformen der Melaena neonatorum.

Als Spätformen kann man jene bezeichnen, deren Beginn auf das Ende der ersten oder in die zweite und dritte Lebenswoche fällt. Wenn wir die Berichte von Ritter (1871) und Epstein (1876) über die Blutungen im frühesten Kindesalter lesen, so fällt uns auf, wie ungeheuer häufig solche Erkrankungen vor einigen Jahrzehnten vorkamen. Epstein sah unter 702 Kindern 61 Fälle von Blutungen verschiedenen Grades und verschiedener Körperregionen, ein Prozentsatz, der den der heute vorkommenden Melaenafälle bei weitem übertrifft. Noch auffälliger wird die Differenz, wenn man in Betracht zieht, daß Ritter und Epstein die Blutungen am häufigsten in der zweiten Lebenswoche auftreten sahen (Epstein unter 61 Fällen 46 mal). Dies stimmt mit den Erfahrungen der jüngeren Ärztegeneration nicht mehr überein. Wir sehen heute die Magen- und Darmblutungen relativ am häufigsten in der ersten Woche, später nur mehr ganz ausnahmsweise.

Schon aus dieser Tatsache geht hervor, daß es sich bei der Spätmelaena so gut wie stets um eine ausgesprochen septische Erkrankung handelt. Wie die Sepsis der neugeborenen Kinder im allgemeinen heute weitaus seltener vorkommt als früher — wenigstens gilt dies für die auf einer Infektion post partum beruhenden, erst gegen Ende der ersten oder in den folgenden Wochen manifest werdenden septischen Erkrankungen —, ebenso ist die um dieselbe Zeit erscheinende hämorrhagische Sepsis heute ein seltenes Vorkommen.

Auch das klinische Bild dieser Fälle ist ein wesentlich anderes wie das der Frühmelaena. Die Blutungen beschränken sich hier nicht (ganz oder vorwiegend) auf den Verdauungstrakt, sondern treten ausgesprochen multipel auf. Am häufigsten ist die Nabelblutung, dann folgt die Darmblutung, die in Ritters Material bei etwa 19 Proz. der Fälle bestand; ferner blutet es aus den Lippen und dem Zahnfleisch, der Lidbindehaut, dem äußeren Ohr, der Nase, dem weiblichen Genitale, der Blase. Häufig sind Kombinationen mit ausgesprochen pyämischen Erscheinungen. Nach Ritter bestand in 60 Proz. der Fälle eine „krankhafte temporäre Hämophilie", also eine herabgesetzte Gerinnbarkeit des Blutes, die sich in zwei Fällen Epsteins auch bei der Darmblutung bemerkbar machte, indem frischrotes Blut kontinuierlich aus dem After hervorsickerte; es wird angenommen, daß hier der Sitz der Blutung im Enddarm lag. In anderen Fällen bestand die Darmblutung bloß darin, „daß der Stuhl entweder blutig gestriemt oder mit kleineren oder größeren, frischen oder geronnenen Blutklümpchen untermischt war, so daß er manchmal grauschwarz erschien. In den meisten Fällen war der Blutung ein Darmkatarrh vorangegangen oder trat beides zugleich auf; in zwei Fällen war keine Diarrhöe beobachtet worden; in einem Fall war der vollkommen normale Stuhl mit frischroten Blutklümpchen untermengt".

Es wurde die Beschreibung Epsteins wörtlich wiedergegeben, um zu zeigen, wie wesentlich verschieden sich die Darmblutung der späteren Neugeborenenperiode gegenüber der oben geschilderten Frühmelaena darzubieten pflegt. Die homogenen Blutstühle, die wir geradezu als Charakteristikum der Melaena betrachten, sind verhältnismäßig selten. Meist handelt es sich um Blutbeimengungen zu einer enteritischen Entleerung, um eine Enteritis haemorrhagica. Damit ist jedoch nicht gesagt, daß nicht auch die zweifellos septischen Spätformen der Melaena relativ häufig einen „hämophilen" Charakter zeigen. Es ist deshalb auch durchaus möglich, daß gelegentlich erst nach Ablauf der ersten Lebenstage das Bild der Frühmelaena vorkommt (Hirota), — geradeso wie es sich ereignen kann, daß eine septische Erkrankung in den allerersten Lebenstagen unter dem Bild der Spätmelaena verläuft. Eine strenge Trennung läßt sich eben nicht durchführen. Jedenfalls kann man behaupten, daß die Magen-Darmblutungen mit zunehmendem Alter des Säuglings immer häufiger den Charakter eines sekundären Symptoms annehmen und immer seltener das klinische Bild einer idiopathischen Erkrankungen darbieten.

3. Die sogenannte Melaena neonatorum spuria.

Als Melaena spuria pflegt man solche Fälle von Blutausscheidung mit dem Magen- oder Darminhalt zu bezeichnen, bei denen die Blutungsquelle nicht im Verdauungstrakt des Kindes gelegen ist, sondern verschlucktes Blut anderer Provenienz ausgeschieden wird.

Eine Berechtigung, derartige Fälle als „Melaena" zu bezeichnen, liegt, streng genommen, höchstens bei jener Form von Blutausscheidung vor, die auf eine Blutung aus der Nase zurückzuführen ist. Solche Fälle können, besonders wenn eine äußere Blutung aus der Nase fehlt, der echten Meläna zum Verwechseln ähnlich sehen. Nach Kamann wurde die nasale Melaena spuria schon im Jahre 1751 von Storch beobachtet. In neuerer Zeit haben Hochsinger, Lahmer und Swoboda auf sie die Aufmerksamkeit gelenkt. Wenn man bei solchen Fällen die hintere Rachenwand genau inspiziert — wegen der Enge der Verhältnisse beim neugeborenen Kind ist dies oft recht schwierig —, so sieht man einen Blutstreifen, der sich vom Rachendach herunterzieht. Die profuse Epistaxis ist ebenso wie die hämophile Form der Melaena vera eine Form der hämorrhagischen Erkrankungen des Neugeborenen: das Blut ist schwer gerinnbar, so daß Blutverlust und Anämie einen ähnlichen schweren Grad erreichen können wie bei der echten Magen-Darmblutung.

Wenn man die nasale Melaena spuria als eine der Melaena vera nahe verwandte Erkrankung anerkennen muß, so ist dies bei den anderen Formen der Melaena spuria nicht erlaubt. Man sollte derartige Fälle ebensowenig als Melaena bezeichnen, wie etwa das Erbrechen von verschlucktem Blut, das beim Erwachsenen nach einer Lungen- oder Nasenblutung auftreten kann, als Hämatemesis. Wird am 1. Lebenstag Blut erbrochen, so kann das Blut aus den mütterlichen Geburtswegen stammen. Während des Durchtrittes des Kindes durch die mütterlichen Weichteile kann bei Verletzungen der Schleimhaut, bei Bersten eines Varix in der Scheide, nach einem Dammriß oder einer Episiotomie usw. sehr leicht Blut in den Mund des Kindes gelangen. Die Kinder brechen während der ersten 24 Stunden sehr häufig braun gefärbte, meist mit Schleim vermengte Flüssigkeit. Dies ist meist ein völlig harmloses Symptom. Auch das Meconium des ersten Tages gibt bei chemischer Untersuchung sehr häufig eine positive Blutreaktion, freilich ohne daß die Stühle das Bild des typischen Melaenastuhles annehmen; dazu sind die verschluckten Blutmengen meist zu gering. Größere Blutmengen können verschluckt werden, wenn es infolge tieferen Sitzes der Placenta im Geburtsschlauch zu vorzeitiger Blutung kommt (Baisch), oder wenn ein velamentös inserierendes Gefäß zerreißt. Einige Fälle von intrauterin entstandener Melaena dürften so zu erklären sein (Schicke, Kamann). Sie kommen durch intrauterine Schluckbewegungen oder vorzeitige Atmungsversuche zustande.

In den ersten Lebenstagen kann es zu Bluterbrechen oder auch blutigen Darmentleerungen kommen, wenn ein Kind an einer wunden Brustwarze saugt (Stenger). Die dabei verschluckten Blutmengen können recht beträchtliche sein und mit der sichtbaren Verletzung an der Warze oft in einem auffallenden Mißverhältnis stehen. Verwechslungen mit einer echten Hämatemesis sind sehr leicht möglich. Man mache sich deshalb zur Regel, beim Blutbrechen des Kindes die Brustwarzen der Mutter immer einer genauen Inspektion zu unterziehen.

Kindliches Blut kann — abgesehen von der Melaena nasalis — bei Schädelbasisverletzungen in den Verdauungstrakt gelangen (Rembold, Hodges), bei Lungenblutungen (Widerhofer, Davis), bei Verletzungen der Mundhöhle, bei der leider immer noch nicht gänzlich ausgerotteten Unsitte der „Lösung des Zungenbändchens" usw. Ausgesprochene Melaenastühle erscheinen auch in derartigen Fällen gewöhnlich nur dann, wenn die Gerinnbarkeit des Blutes herabgesetzt ist.

Melaenaähnliche Erkrankungen des späteren Säuglingsalters.

Als ein äußerst seltenes Vorkommnis muß es betrachtet werden, daß eine zum Stillstand gekommene Melaena neonatorum nach einer Latenzzeit rezidiviert.

Einen solchen Fall hat Reinach beobachtet: er sah bei einem 6 Wochen alten Kind, das nach der Geburt Melänaerscheinungen gezeigt hatte, die nach Gelatininjektionen sistierten, neuerliche Darmblutungen auftreten; die Obduktion ergab ein kleines Ulcus duodeni. Auch ein von Küttner beobachteter Fall dürfte hierher gehören: Ein Kind erkrankt am 7. Lebenstag mit Erbrechen und Durchfall, am 9. Tag erscheinen vorübergehend Blutbeimengungen zum Stuhl. Am 30. Tag tritt plötzlich eine profuse Darmblutung auf; 3 Stunden nach derselben Exitus letalis. Die Sektion ergibt ein Ulcus duodeni.

Daß sich derartige Fälle nicht öfters ereignen, beruht wahrscheinlich auf der im allgemeinen so erheblichen Heilungstendenz der Verletzungen beim neugeborenen Kind, sowie auf dem dauernden Verschwinden der in den ersten Tagen bestehenden hämophilen Eigenschaften des Blutes, wodurch eine stärkere Blutung aus einer kleinen Gefäßverletzung hintangehalten wird.

Die imposanten idiopathischen Darmblutungen der Frühmelaena scheinen im späteren Leben überhaupt nur mehr ganz ausnahmsweise vorzukommen. Selbst im Rahmen der hämorrhagischen Diathese des späteren Kindesalters, der verschiedenen Purpuraformen, die nicht selten mit vorübergehenden hämophilen Erscheinungen einhergehen, kommen Darmblutungen schwerer Art nur ganz ausnahmsweise vor. Auch die sogenannte Henochsche Purpura abdominalis führt mehr zu Blutbeimengungen zum Stuhl als zu reinen Blutausscheidungen. Was speziell die im Säuglings- und frühen Kindesalter vorkommenden, mit Blutungen einhergehenden Erkrankungen betrifft, wie den Morbus Barlow und die Blutkrankheiten, also insbesondere die Leukämie, so treffen wir bei ihnen zwar mitunter ausgesprochene Symptome einer herabgesetzten Gerinnbarkeit des Blutes (z. B. profuse Epistaxis), aber nur äußerst selten stärkere Darmblutungen. Solche scheinen relativ noch am häufigsten bei septischen Erkrankungen vorzukommen.

Blühdorn berichtet über ein 6 Monate altes Kind, bei dem nach einer Pyelocystitis plötzlich tiefe Hauthämorrhagien und Blutbeimengungen zum Stuhl auftraten; auch Abgang von reinem dunklen Blut aus dem After wurde beobachtet. Aufhören der Blutungen bei kombinierter Serum-Kalktherapie. Frazier sah bei einem 19 Monate alten Kind 3 Wochen nach einer Masernerkrankung ohne bekannte Ursache schwere, unstillbare Blutungen aus der Nase auftreten, denen am folgenden Tag neben anderen Blutungen auch Melaenaerscheinungen folgten. Heilung nach Transfusion väterlichen Blutes.

In Anbetracht der Seltenheit scheinbar primärer Blutungen aus dem Verdauungstrakt im späteren Säuglings- und Kindesalter ist es von großem Interesse, daß primäre parenchymatöse Magen-Darmblutungen einigemale bei Erwachsenen beobachtet wurden (Küttner, Reichard, v. Czyhlarz).

v. Czyhlarz berichtet über ein 19jähriges Mädchen, das — bisher stets gesund — einer unter Fieber und profusen Darmblutungen einhergehenden Erkrankung nach 10 Tagen erlag. Bei der Obduktion konnte keine Blutungsquelle nachgewiesen werden. Das Blut erwies sich bei der bakteriologischen Untersuchung als steril. Das Herzblut war „ganz wässerig". — Der Fall erinnert ungemein an die hämophile Frühform der Melaena neonatorum.

Das Ulcus rotundum des Magens ist eine überaus seltene Erkrankung des Kindes-, und ganz besonders des Säuglingsalters; Fischl erwähnt als jüngsten Fall ein $2^1/_2$ Monate altes Kind. Soviel bekannt, scheinen beim Magengeschwür des Kindes die Blutungen aus Magen und Darm relativ häufig zu fehlen oder geringgradig zu sein (Bechthold).

Wesentlich häufiger sind beim Säugling Duodenalgeschwüre gefunden worden.

Veit berichtet über ein 7 Wochen altes bis dahin normales Kind, das kaffeesatzartige Massen erbrach und 2 Tage später starb; die Sektion ergab 2 Duodenalgeschwüre. Fischl erwähnt einen Fall von Vanderpoel, ein 10 Monate altes Kind betreffend, das im Anschluß an einen „chronischen Dickdarmkatarrh" plötzlich blutige Stühle und Hämatemesis darbot; auch hier ergab die Obduktion ein Duodenalgeschwür.

Gewöhnlich sind es dekomponierte, atrophische Säuglinge, die derartige Geschwüre darbieten. Helmholtz glaubt, daß sie infolge Thrombosen entstehen, die in der Weise zustande kommen, daß der Magensaft durch die geschädigte Mucosa des Duodenums hindurch auf die Gefäßwände einwirkt. Bei solchen Geschwüren treten manchmal — und zwar gewöhnlich als terminales Symptom — Darmblutungen auf. Das Blut ist mit dem Stuhl vermengt. „Der Stuhl hat eine dunkelbraune, beinahe schwarze Farbe, färbt aber gewöhnlich die Windel rötlich. Wenn die Mengen Blutes groß sind, können auch ganze Blutkoagula entleert werden, die gewöhnlich noch eine rötliche Farbe haben. Kleine Blutungen können nur chemisch nachgewiesen werden." Ausgesprochene Blutstühle beobachtete Helmholtz unter 9 Fällen nur 4mal. Die Blutung kann, auch wenn bei der Sektion im Darm Blut gefunden wird, intra vitam fehlen oder doch dem Nachweis entgehen (v. Torday, Freund).

Therapie.

Während man sich bei den benignen Formen abwartend verhalten darf und in den meisten Fällen therapeutische Eingriffe vollkommen entbehren kann, ist bei den schweren Formen ein möglichst frühzeitiger Versuch, die Blutung zum Stillstand zu bringen und weitere Blutverluste hintanzuhalten, dringendst geboten. Ein Urteil über die bisher erzielten therapeutischen Erfolge ist nicht leicht zu fällen, da, wie erwähnt, selbst heftige profuse Blutungen spontan sistieren können. Immerhin gewinnt man auch bei sehr kritischer Beurteilung den Eindruck, daß wir heute berechtigt sind, von einer erfolgreichen Therapie der Melaena zu sprechen.

Eines besonders guten Rufes als Heilmittel erfreut sich seit Jahren die Gelatine. Die Zahl der in der Literatur vorliegenden Mitteilungen über günstige Heilerfolge, die mit diesem Mittel erzielt wurden, ist eine recht beträchtliche (de Bra, Döllner, Engelmann, Fuhrmann, Green und Swift, Grüneberg, Heyn, Holtschmidt, Oswald, Mettler, Nohl, Schubert, Torday). Die Gelatine kann per Klysma gereicht werden (Guttmann, Klysmen à 20 ccm, nach Torday Eingießung einer 10 proz. Lösung in Mengen bis zu 200 ccm), oder per os in 1 bis 5 proz. Lösung teelöffelweise (Vassmer, Vicqu). Die souveräne Applikationsmethode ist jedoch die subcutane Injektion, zu der jetzt fast ausschließlich das Merksche Präparat (Gelatina sterilisata 10 Proz.) verwendet wird, das in zugeschmolzenen Glasröhren in den Handel kommt. Peinliche Beobachtung der Asepsis ist bei einem für die Bakterienentwicklung so geeigneten Nährboden, wie es die Gelatine ist, besonders wichtig. Man injiziert die durch Erwärmung flüssig gemachte Gelatine unter die Haut des Bauches, Rückens oder Oberschenkels in Mengen von 10 bis 20 ccm; Fuhrmann empfiehlt größere Mengen (40 bis 50 ccm) auf einmal zu injizieren. Die Injektion kann am selben oder folgenden Tag wiederholt werden. Engelmann schlägt vor, auf die Injektionsstelle feuchtwarme Kompressen aufzulegen. Daß die Gelatine in genügender Menge injiziert wird, ist sicherlich von allergrößter Wichtigkeit; manche Mißerfolge sind höchstwahrscheinlich auf zu geringe Dosierung zurückzuführen. Man kann die Gelatine auch gleichzeitig subcutan und per os oder klysma geben.

Es ist recht wahrscheinlich, daß der günstige Ausgang manches mit Gelatine behandelten Falles auch von selbst eingetreten wäre; und anderseits hat sich die Gelatinetherapie doch nicht in allen Fällen bewährt. Immerhin ergeben die Mortalitätsstatistiken ein ausgesprochenes Sinken der Sterblichkeit seit Einführung der Gelatine, nach Neu von 50 auf 13 Proz., nach Nohl von 46,5 auf 5,5 Proz., nach Vassmer von 61,3 auf 8,8 Proz.

Die Gelatinetherapie ist während der letzten Jahre gegenüber einer anderen Behandlungsmethode etwas in den Hintergrund getreten, nämlich der Einverleibung von Blut, resp. Serum eines gesunden Organismus.

Die ideale Methode der Bluttherapie scheint nach den bisher vorliegenden, hauptsächlich aus Amerika stammenden Berichten die Bluttransfusion zu sein. Sie wurde in verzweifelten Fällen bei fast völlig entbluteten Kindern mit glänzendem Erfolg ausgeführt (Lambert, Bernheim, Frazier, Lespinasse, Fisher und Wolfer, Mosenthal, Swain, Jackson und Murphy, Vincent). Die Transfusion wird in der Weise ausgeführt, daß zwischen einer Vene des Kindes (V. femoralis, poplitea, saphena, jugularis externa) und der Radialarterie eines Erwachsenen eine Anastomose hergestellt wird, entweder durch Gefäßnaht oder durch Kanülen oder Glasröhren, die mit Schliffen ineinander passen.

Vincent verwendet ein 10 cm langes Glasrohr von 3 mm Durchmesser; das zur Einführung in die kindliche Vene bestimmte Ende ist etwas enger (2,5 mm ⌀). An beiden Enden des Röhrchens ist zum Zwecke der Ligatur je eine seichte Rinne angebracht. Das Röhrchen wird mit Paraffin oder dgl. überzogen, um die Blutgerinnung zu vermeiden. Zur Verhütung einer Luftembolie wird das Röhrchen mit physiologischer Kochsalzlösung gefüllt, die durch einen mit Vaselin beschickten sterilen Wattetampon am Ausfließen behindert wird. Das Röhrchen wird in die Vena jugularis des Kindes, die möglichst tief abgeklemmt und ligiert wurde, durch einen Schlitz eingeführt und mittels einer Ligatur befestigt. Nun wird der Wattetampon entfernt und das andere Ende des Röhrchens in die (unter Cocain) isolierte Arterie des Blutspenders eingeführt. Vincent rät, so lange zu transfundieren, bis die Gesichtsfarbe des Kindes eine gute ist, was in der Regel nach 5 Minuten der Fall ist. Andere erhalten die Verbindung wesentlich länger aufrecht, bis zu 25 Minuten (Newell).

Die direkte Transfusion erfordert selbstverständlich vollkommene Beherrschung der Operationstechnik. Sie kann natürlich auch nur dann ausgeführt werden, wenn sich die betreffende erwachsene Person, gewöhnlich der Vater des Kindes, für die Operation zur Verfügung stellt. Wenn das Leben eines im übrigen gesund erscheinenden Kindes auf dem Spiele steht, dürfte doch in vielen Fällen bei den Eltern die nötige Opferfreudigkeit vorhanden sein. Man muß dann wohl die Operation in Vorschlag bringen. Vincent berichtet, daß von 11 Fällen 8 durch die Transfusion gerettet werden konnten, während 4 Kinder, die bloß Blut injiziert bekommen hatten, zugrunde gingen.

Immerhin wird man in der Mehrzahl der Fälle zu einfacheren Verfahren greifen müssen. Bezüglich der Injektion von Blut oder Serum stehen verschiedene Methoden zur Verfügung. Myers empfiehlt Injektionen von undefibriniertem mütterlichen Blut in Einzeldosen von 3 bis 5 ccm. Schloss und Commiskey injizieren größere Mengen, 10 bis 30 ccm, in Intervallen von 4 bis 8 Stunden. Merckens hält die sofortige Injektion des frischen Blutes für nicht ganz ungefährlich, da dessen Fermentreichtum zur Thrombenbildung Veranlassung geben könne. Er defibrinierte das Blut, das in einer Menge von 30 ccm aus der Armvene eines Erwachsenen in einem mit Glasperlen gefüllten sterilen Kölbchen aufgefangen wurde, durch 15 Minuten langes Schütteln und injizierte davon nach einer halben Stunde 12 ccm intraglutäal; der Erfolg war ein ausgezeichneter.

Ebenso wie das Aderlaßblut kann man auch das aus ihm gewonnene Serum verwenden, z. B. für die erste Injektion das Blut, wie es ist, für die weiteren Injektionen das aus dem Gesamtblut sich absetzende Serum. Covernton benützt das durch Venaesectio entleerte, in sterilen Eprouvetten aufgefangene Blut des Vaters; er empfiehlt von dem auf Eis aufbewahrten Serum täglich 3 mal, in schweren Fällen 6 mal je 10 ccm zu injizieren. (In einem Fall wurden im Lauf von 5 Tagen 200 ccm Serum injiziert.) Auch Welch injiziert anfangs täglich 3 mal, bei schwerem Verlauf zweistündlich je 10 ccm, ähnlich Nicholson. Unger sah schon von wesentlich kleineren Dosen mütterlichen Serums gute Erfolge. Richards injizierte väterliches Serum intravenös.

Da nicht alle Väter und Mütter geneigt sein dürften, an sich einen Aderlaß vornehmen zu lassen und die Beschaffenheit von menschlichem Blutserum in genügender Menge oft auf Schwierigkeiten stößt, erscheint es sehr zweckmäßig, nach dem Vorschlag von R. Franz Nabelschnurserum zu verwenden. Das Blut wird aus dem placentaren Ende der Nabelschnur in Eprouvetten steril aufgefangen, das Serum abzentrifugiert und, mit einigen Tropfen Chloroform versetzt, in dunklen Flaschen an einem dunklen kühlen Ort aufbewahrt; es hält sich dann einige Monate. Injektionsmenge pro dosi 20 ccm.

Steht menschliches Serum nicht zur Verfügung, so kann auch Tierserum verwendet werden. Auch wenn ersteres für den momentanen Erfolg nicht wesentlich wertvoller sein sollte, so ist es doch gewiß empfehlenswerter, das artgleiche Blut bzw. Serum zu verwenden, um das Kind nicht serumüberempfindlich zu machen. Sollte es z. B. im 1. Lebensjahre eine Diphtherie akquirieren, so könnte sich die Überempfindlichkeit gegen das in den ersten Tagen einverleibte Pferdeserum immerhin unangenehm bemerkbar machen. Wenn Leary, Bigelow, Wells, sowie Green und Swift statt Pferdeserum Kaninchenserum injizieren, so ist dies im Hinblick auf das Gesagte gewiß empfehlenswert.

Gewöhnlich dürfte wohl meist das am leichtesten zu beschaffende, in der Sero-Therapie gebräuchliche Pferdeserum zur Anwendung kommen. Man benützt am besten steril verfülltes Normalpferdeserum, das derzeit an den meisten Orten im Handel zu haben ist; es ist natürlich wesentlich billiger als irgend ein antitoxisches Serum. Im Notfall kann man selbstverständlich auch jedes derartige Serum, z. B. Diphtherieheilserum, verwenden. Die Pferdeseruminjektion ist sicherlich die einfachste Methode der Sero-Therapie und sollte, wenn menschliches Blut oder Serum nicht zur Verfügung steht, in allen bedrohlich erscheinenden Fällen sofort vorgenommen werden. Man injiziert gewöhnlich subcutan, seltener intramuskulär (Fairplay). Die Erfolge sind oft auffallend günstig.

Unangenehme Folgen der Seruminjektion scheinen beim Neugeborenen bis jetzt nicht beobachtet worden zu sein. Nur in einem Fall von Jennings trat — merkwürdigerweise schon nach 24 Stunden — unter Temperatursenkung eine Urticaria auf.

(15.) 3150 g schweres Kind, erkrankt am 2. Lebenstag unter den Erscheinungen einer profusen Magen-Darmblutung. Untertemperaturen. Rasch eintretende Anämie und welkes Aussehen. Nach zweimaliger subcutaner Injektion von je 10 ccm Pferdeserum lassen die Blutungen nach 24 Stunden nach (Stühle braunrot) und hören am folgenden Tag ganz auf. Das Kind bleibt in der Folgezeit schwer anämisch, nimmt aber an der Brust recht befriedigend zu (mit 3 Monaten 4150).

(16.) 3150 g schweres spontan geborenes Kind einer 22jährigen Zweitgebärenden. Am Ende des zweiten Lebenstags plötzlich heftige Darmblutung (massenhaft dünnes, ziemlich hell rotes Blut). Am 3. Tag zweimal je 8 ccm Pferdeserum subcutan. Die Blutung läßt schon an diesem Tag nach. Untertemperaturen. Ernährung: Frauenmilch aus der Flasche. Vom 4. Tag an keine Blutung mehr; am 5. Tag Frauenmilchstühle, Kind trinkt an der Brust. In der Folgezeit starke Anämie.

(17.) 3600 g schweres Kind einer 33jährigen I-para mit Eklampsie. Forceps. P. p. leichte Asphyxie. Am 2. Tag beginnt das bis dahin recht gut aussehende Kind Blut zu erbrechen; am 3. Tag auch blutige Stühle, 10 ccm Pferdeserum subcutan; kaffeelöffelweise kalte Frauenmilch, noch immer Bluterbrechen; Temp. 38,2. Am 4. Tag nochmals 10 ccm Pferdeserum; zweimaliges Bluterbrechen, 4 schwarze Blutstühle; kein Fieber; beginnende Anämie. Erst am 6. Tag Aufhören der Blutungen, — ob infolge der Seruminjektion oder spontan, bleibe dahingestellt. Weiterer Verlauf günstig.

(18.) 3080 g schweres Kind einer 20jährigen I-para. Spontangeburt. Am Ende des 2. Tages setzt eine foudroyante Darmblutung ein: reichliche dünne Blutstühle in rascher Folge. 20 ccm Pferdeserum subcutan. Am folgenden Tag seltenere, konsistentere Entleerungen von dunkelrotbrauner Farbe. Am 4. Tag Aufhören der Darmblutung. Kind trinkt an der Brust. Gewicht am 8. Lebenstag 2800 g. In der 2. Woche gute Zunahme. Beträchtliche Anämie.

Die Ursache der günstigen Wirkung von Blutserum ist noch nicht klargestellt. Entweder wird die Blutgerinnungsfähigkeit durch Zufuhr des notwendigen Fermentes gebessert oder handelt es sich um eine indirekte Anregung zur Bildung von Thrombin (Merckens). Die letztere Annahme wird durch die Erfahrung gestützt, daß Eiweißlösungen überhaupt eine die Gerinnung befördernde Wirkung zu haben scheinen. Nobécourt und Tixier sahen Erfolge von Injektionen einer 5proz. Witte-Pepton-Lösung (heiß filtriert und sterilisiert, Injektionsmenge 3 bis 7 ccm). Wahrscheinlich beruht ja auch der Erfolg der Gelatine auf einer ähnlichen Wirkung; Moll führt sie auf Vermehrung des Fibrinogens zurück.

Als ein bei der Blutgerinnung wichtiger Faktor spielt auch der Kalk in der Therapie der Meläna eine wichtige Rolle (Legge, Parry). Man hat gewöhnlich 1 bis 2proz. Lösungen eines Kalzsalzes verwendet, von denen mehrmals täglich 5 bis 10 ccm gegeben werden. Nach Blühdorn ist eine derartige Dosierung viel zu sparsam. Er meint, daß der Organismus mit Kalk geradezu überschwemmt sein müsse, wenn eine Wirkung erzielt werden solle. Selbst der junge Säugling soll innerhalb 24 Stunden 3 bis 6 g Kalksalz bekommen. Als solches empfiehlt Blühdorn Calciumchlorid oder -acetat, die dem schwer löslichen Citrat und Laktat vorzuziehen sind, in 5proz. Lösung, z. B.:

Calc. acet. 10,0
Liqu. amon. anis. 2,0
Gummi arab. 1,0
Saccharin. q. s.
Aqu. ad 200,0.

Die subcutane Anwendung von Calcium ist wegen der hierbei leicht eintretenden Nekrosen nicht unbedenklich. Als ein in dieser Hinsicht ungefährliches Präparat gilt die unter dem Namen Calcine (Merck) in den Handel gebrachte Calciumgelatine nach Müller-Saxl. Die Anwendung dieses Präparats bei der Melaena scheint schon mit Rücksicht auf die Kombination mit Gelatine angezeigt, doch fehlen uns vorläufig ausreichende klinische Erfahrungen. Vorsicht ist auch bei der Calciumgelatine geboten; um Nekrosen zu vermeiden, muß die das Präparat enthaltende Ampulle vor der Injektion 10 Minuten lang in siedendem Wasser erhitzt werden. Die Calciumdarreichung kann auch mit der Serumtherapie kombiniert werden; Blühdorn hält speziell diese Kombination für sehr zweckmäßig.

Sonstige Styptica werden jetzt nur mehr wenig verwendet. Fisher und Wolfsohn empfehlen $^1/_2$ bis 1 proz. Liqu. ferri sesquichl.; Henoch gibt von letzterem 2stündlich einen Tropfen in einen Teelöffel Haferschleim. Ferner wurden verwendet: Extr. fluid. Hydrastidis canad. in 2- bis 4 proz. Lösung, teelöffelweise (Kosminsky) oder in Tropfen (halbstündlich 1 Tropfen, Shukowski); Hydrastinin (Bender); Ergotin, intern oder subcutan (Tross, Henoch, Oswald), eventuell in Verbindung mit Extr. Rhatanhiae, z. B. Ergotin 1,0, Extr. Rhatanhiae 3,0:50,0 (Shukowski) oder Extr. sec. cornuti 0,5:170,0 stündlich ein Kaffeelöffel (Wolfsohn); Tannin intern (0,15:30,0 teelöffelweise) oder per Klysma, ev. zusammen mit Gelatine (Bauer); Argent. nitr. 0,03:100,0; Alaunklysmen usw. Bei Abdominalblutungen älterer Kinder wirkt nach Hecker das Atropin ischämisierend auf die Darmgefäße (Dosis im Säuglingsalter 0,1 bis 0,2 mg).

Das Adrenalin wird bei der Melaena neonatorum von Champetier de Ribes und Senlecq per os (6 bis 40 Tropfen der 1 prom. Lösung in 30 bis 60 g Wasser innerhalb 24 Stunden), per Klysma (5 bis 15 Tropfen) und subcutan (3 bis 4 Teilstriche der Pravazschen Spritze) angewendet. Holt sah von der inneren Anwendung von Adrenalin nur in einem Fall von Magenblutungen einen guten Erfolg. Dunlop berichtet über eine günstige Wirkung von Adrenalinklysmen. Dingwall verwendet Vasokonstriktin (1:1000) in einer Menge von 0,3, dann stündlich 0,1. Man kann das Adrenalin in Mengen von $^1/_2$ bis 1 Milligramm auch einer Infusionsflüssigkeit zusetzen.

Subcutane Infusionen von Flüssigkeit (physiologische Kochsalzlösung oder Ringersche Lösung) sind bei stärkerer Gewichtsabnahme infolge Flüssigkeitsverlust in Anbetracht der meist sehr erheblichen Beeinträchtigung der Nahrungsaufnahme sehr zu empfehlen.

Von sonstigen Maßnahmen wäre darauf hinzuweisen, daß man für ein normales Temperaturniveau zu sorgen hat, bei hohem Fieber durch kühle Packungen, bei den gewiß viel häufiger vorkommenden Untertemperaturen durch Wärmeflaschen und dergleichen. Ob die von mancher Seite empfohlene Applikation kalter Umschläge (Eisblase) auf die Magengegend oder eine Bindenkompression des Abdomens viel Nutzen hat, bleibe dahingestellt. Shukowski empfiehlt bei Blutbrechen Auswaschungen des Magens mit kaltem Wasser oder physiologischer Kochsalzlösung (10° R).

Die Ernährung macht bei schweren Fällen oft große Schwierigkeiten. Eine absolute Ruhigstellung des Verdauungstraktes im Hinblick auf die Blutung ist wohl kaum notwendig; bei dem oft sehr herabgekommenen Zustand der Kinder scheint sie sogar nicht unbedenklich. Nur bei heftigem Bluterbrechen verbietet sich eine Nahrungszufuhr per os manchmal von selbst. Man muß dann trachten, wenigstens den Flüssigkeitsbedarf des Kindes durch Infusionen oder Darmeingießungen möglichst zu decken. Auch Frauenmilchklysmen können in solchen Fällen versucht werden. Ist die Nahrungsaufnahme möglich, so versucht man es am besten mit kleinen Mengen abgezogener eisgekühlter Muttermilch. Erbricht das Kind nicht, so füttert man es mit Frauenmilch in gewöhnlicher Weise. Zeigt es Tendenz, an der Brust zu trinken — und dies dürfte ja wohl nur bei den relativ leichteren Melaenaformen der Fall sein —, so darf man es wohl unbesorgt anlegen.

Inhalt des III. Bandes.

IV u. 628 S. gr. 8°. Preis M. 18,—; in Halbleder gebunden M. 20,50.

Die Polyurien. Von Prof. Dr. S. Weber und Dr. O. Groß.
Herzmasse und Arbeit. Von Prof. Dr. J. Grober.
Die Indikationen der Karlsbader Kur bei den Erkrankungen der Leber und der Gallenwege. Von Dr. S. Lang.
Die kardiale Dyspnoe. Von Privatdozent Dr. V. Rubow.
Die Lumbalpunktion. Von Privatdozent Dr. Ed. Allard.
Physiologie und Pathologie des Fettstoffwechsels im Kindesalter. Von Dr. W. Freund.
Die Anämien im Kindesalter. Von Dr. Hermann Flesch.
Die Entstehung der Lebercirrhose nach experimentellen und klinischen Gesichtspunkten. Von Privatdozent Dr. F. Fischler.

Funktion und funktionelle Erkrankungen der Hypophyse. Von Dr. L. Borchardt.
Über die Störungen der Stimme und Sprache. Von Prof. Dr. Hermann Gutzmann.
Über Neurasthenie. Von Privatdozent Dr. Otto Veraguth.
Störungen der Synergie beider Herzkammern. Von Privatdozent Dr. Dimitri Pletnew.
Die biologische Bedeutung der Lipoidstoffe. Von Prof. Dr. Ivar Bang.
Kretinismus und Mongolismus. Von Professor Dr. Wilhelm Scholz.
Über die Anfänge der kindlichen Epilepsie. Von Dr. Walther Birk.
Autorenregister und Sachregister.

Inhalt des IV. Bandes.

IV u. 588 S. gr. 8°. Preis M. 23,—; in Halbleder gebunden M. 25,60.

Störungen der äußeren Atmung. Von Dr. Ludwig Hofbauer. (Mit 8 Abbildungen.)
Die vorzeitige Geschlechtsentwicklung. Von Dr. R. Neurath.
Entwicklung und gegenwärtiger Stand der Anschauungen über heredo-familiäre Nervenkrankheiten. Von Privatdozent Dr. Robert Bing. (Mit 3 Abbildungen.)
Die Tuberkulose der Säuglinge. Von Dr. Otto Aronade. (Mit 5 Abbildungen.)
Über Genickstarre. Von Professor Dr. F. Göppert. (Mit 7 Abbildungen.)
Die Choleraepidemie in St. Petersburg im Winter 1908/1909. Von Prof. Dr. N. Tschistowitsch. (Mit 2 Abbildungen.)
Beriberi oder Kakke. Von Professor Dr. Kinnosuke Miura. (Mit 4 Abbildungen.)
Die praktischen Ergebnisse der Serodiagnostik der Syphilis. Von Oberarzt Dr. Julius Citron. (Mit 3 Abbildungen.)

Die pathologische Anatomie der rachitischen Knochenerkrankung mit besonderer Berücksichtigung der Histologie und Pathogenese. Von Prof. Dr. G. Schmorl. (Mit 6 Taf.)
Die Röntgenuntersuchung des Magens und ihre diagnostischen Ergebnisse. Von Privatdozent Dr. G. Holzknecht und Dr. S. Jonas. (Mit 13 Textabbildungen und 2 Tafeln.)
Über Ursachen und Wirkungen der Fiebertemperatur. Von Privatdoz. Dr. H. Lüdke.
Die diätetische Behandlung der Nierenentzündungen. Von Dr. A. Lambl, Professeur agrégé à la Faculté de Médecine de Paris, Membre de l'Académie de Médecine, Médecin de l'Hôpital Cochin, und Dr. A. Lemierre, Ancien Interne des Hôpitaux de Paris.
Physiologie des Magen-Darmkanales beim Säugling und älteren Kind. Nachtrag zu der Arbeit von A. Uffenheimer im II. Bande.
Autorenregister und Sachregister.

Inhalt des V. Bandes.

IV u. 555 S. gr. 8°. Preis M. 18,—; in Halbleder gebunden M. 20,50.

Die Mechanik der Herzklappenfehler. Von Privatdozent Dr. Ed. Stadler.
Über Lungenbrand. Von Oberarzt Dr. K. Kißling. (Mit 17 Textabbildungen und 2 Tafeln.)
Die Prognose der angeborenen Syphilis. Von Privatdozent Dr. Karl Hochsinger.
Die chronische Obstipation. Von Dr. Oscar Simon.
Die Biologie der Milch. Von Dr. J. Bauer. (Mit 1 Abbildung.)
Der „habituelle Icterus gravis" und verwandte Krankheiten beim Neugeborenen. Von Privatdozent Dr. W. Knoepfelmacher.
Ergebnisse und Probleme der Leukämieforschung. Von Privatdozent Dr. O. Naegeli.

Die klinischen Erscheinungsformen der motorischen Insuffizienz des Magens. Von A. Mathieu und Dr. J. Ch. Roux. (Mit 2 Abbildungen.)
Über Röteln. Von Dr. B. Schick. (Mit 7 Abb.)
Über infantilen Kernschwund. Von Privatdozent Dr. J. Zappert.
Über die Beziehungen der technischen und gewerblichen Gifte zum Nervensystem. Von Professor Dr. Heinrich Zangger.
Über Nephritis nach dem heutigen Stande der pathologisch-anatomischen Forschung. Von Privatdozent Dr. M. Löhlein.
Allergie. Von Professor Dr. C. Freiherr v. Pirquet. (Mit 30 Abbildungen.)
Autorenregister und Sachregister.

Inhalt des VI. Bandes.

IV u. 674 S. gr. 8°. Preis M. 22,—; in Halbleder gebunden M. 24,60.

Lungendehnung und Lungenemphysem. Von Professor Dr. N. Ph. Tendeloo. (Mit 9 Abb.)
Allgemeine Diagnose der Pankreaserkrankungen. Von Privatdozent Dr. Karl Glaeßner.
Die Frage der angeborenen und der hereditären Rachitis. Von Privatdozent Dr. Emil Wieland.
Warum bleibt das rachitische Knochengewebe unverkalkt? Von Dr. Friedrich Lehnerdt.
Die klinische Bedeutung der Eosinophilie. Von Privatdozent Dr. Carl Stäubli. (Mit 6 Textabbildungen und 1 Tafel.)
Chlorom. Von Dr. Heinrich Lehndorff.

Krankheiten des Jünglingsalters. Von Prof. Dr. F. Lommel.
Über den „Hospitalismus" der Säuglinge Von Dr. Walther Freund. (Mit 14 Abb.)
Die Sommersterblichkeit der Säuglinge. Von Oberarzt Dr. Hans Rietschel. (Mit 25 Abb.)
Die chronische Gastritis, speziell die zur Achylie führende. Von Prof. Dr. Knud Faber.
Zur Differentialdiagnose pseudoleukämieartiger Krankheitsbilder im Kindesalter. Von Dr. Erich Benjamin.
Der Mongolismus. (Mit 23 Abb.)
Myxödem im Kindesalter. Von Prof. Dr. F. Siegert. (Mit 24 Abb.)
Autorenregister und Sachregister.

Inhalt der Bände VII bis X siehe Rückseite.

If you have any concerns about our products,
you can contact us on
ProductSafety@springernature.com

In case Publisher is established outside the EU,
the EU authorized representative is:
**Springer Nature Customer Service Center GmbH
Europaplatz 3, 69115 Heidelberg, Germany**

Printed by Libri Plureos GmbH
in Hamburg, Germany